授人以鱼，不如授人以渔。

岐黄路漫漫迢迢。

青囊秘术，神农百草，砭石金针。

似花团锦簇，又荆棘丛生，

谈笑“鸿儒”，往来“白丁”。

纵花满枝椏，怎变动难居，

心动，意随，智生。

唯守得初心，

以医为念，以尔为念。

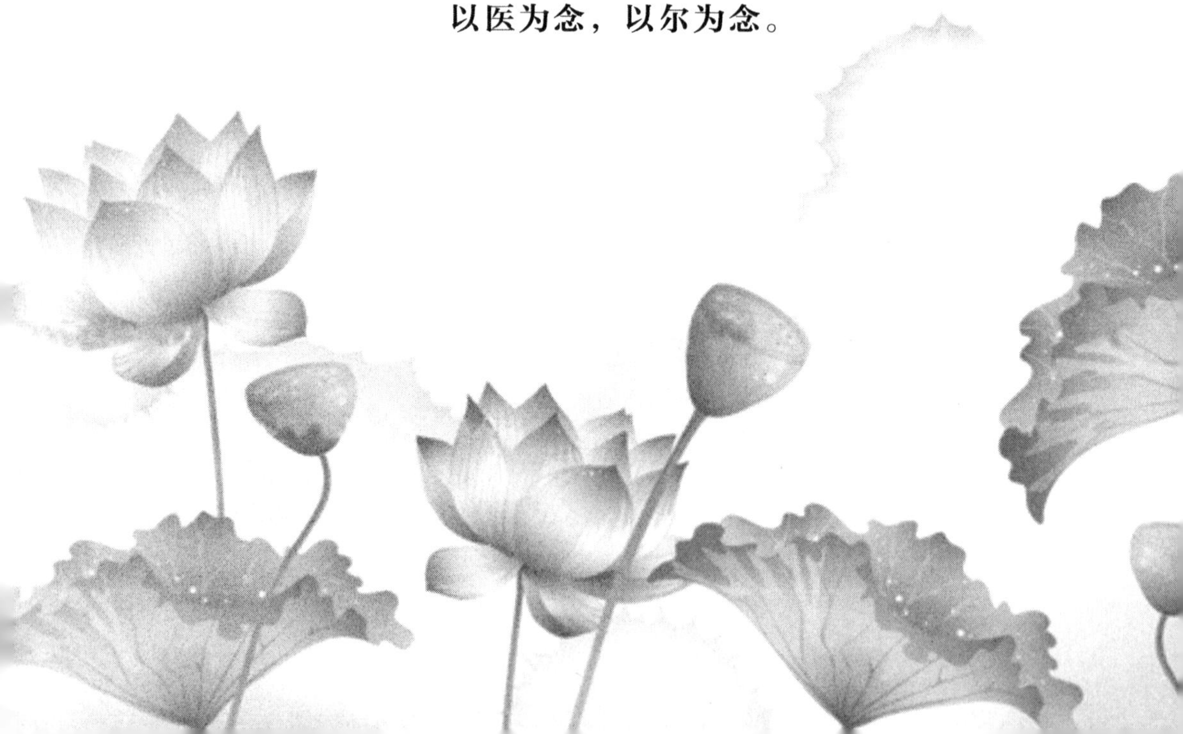

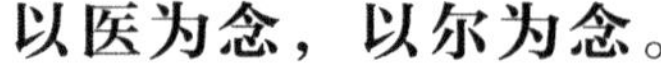

小金匮遗话

跟师高建忠随笔

裴晋云 著

【中医名家临证实录】丛书

山西出版传媒集团
山西科学技术出版社

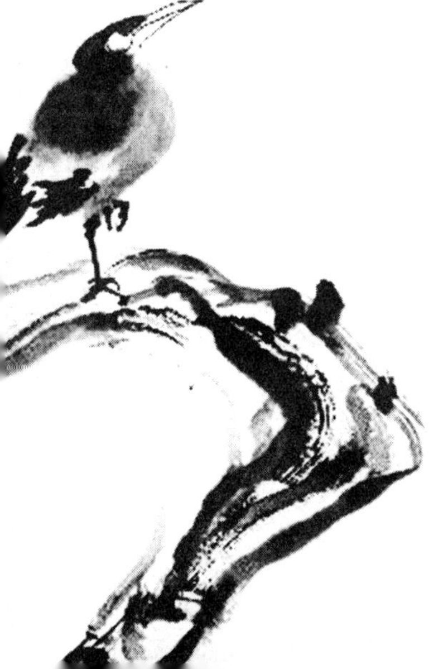

图书在版编目（CIP）数据

小舍医话：跟师高建忠随笔／裴晋云著．—太原：山西科学技术出版社，2017.9

ISBN 978－7－5377－5566－5

Ⅰ.①小… Ⅱ.①裴… Ⅲ.①中医学—文集 Ⅳ.①R2－53

中国版本图书馆 CIP 数据核字（2017）第 170797 号

小舍医话　跟师高建忠随笔

出　版　人：赵建伟
著　　　者：裴晋云
责 任 编 辑：宋　伟
责 任 发 行：阎文凯
封 面 设 计：杨宇光

出 版 发 行：山西出版传媒集团·山西科学技术出版社
地址：太原市建设南路 21 号　邮编：030012
编辑部电话：0351－4922078　　**邮箱**：shanxikeji@qq.com
发 行 电 话：0351－4922121
经　　　销：全国新华书店
印　　　刷：山西新华印业有限公司
网　　　址：www.sxkxjscbs.com
微　　　信：sxkjcbs

开　　　本：720mm×1010mm　1/16　**印张**：15
字　　　数：213 千字
版　　　次：2017 年 9 月第 1 版　2017 年 9 月第 1 次印刷
印　　　数：1－4 000 册

书　　　号：ISBN 978－7－5377－5566－5
定　　　价：39.00 元

本社常年法律顾问：王葆柯

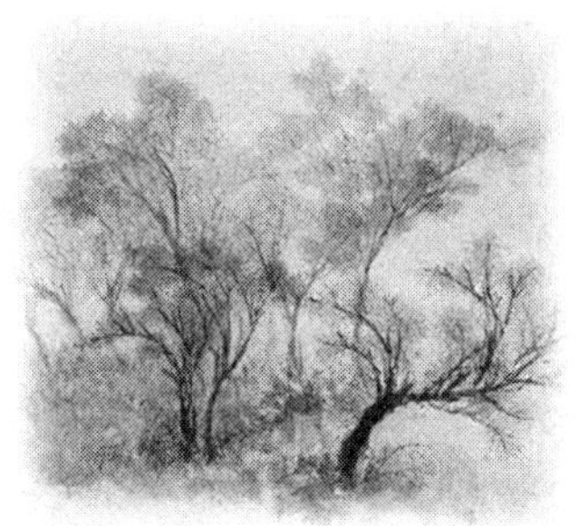

序

王好古在写成《阴证略例》书稿后，“欲质之明者，则求之诸郡而不可得。但读之既笑且嘻，长叹而已，不知何日得吾东垣李先生一问之，吾之心始可以少安矣”。

出版社在同意出版我的《临证传心与诊余静思》书稿时，我仍怯怯地问：“可以出版吗？出版的理由是什么？”

裴晋云写成书稿《小舍医话——跟师高建忠随笔》后问我：“老师，这些文字有用吗？”

“有用！”

“理由呢？”

“这些文字记录了你的所学、所思，记录了你在中医路上的成长。”

“立言”，并非必求“传世”“不朽”，对读者能起到“点拨”“引领”作用的文字都是有存在价值的。

中医是一门朴素而高雅的学科。应该说入门极易，深造极难。遗憾的是，很多中医学子连入门都出现了困难，更谈不上深造。

我经常告诉我的学生，学习中医要读书，要思考。记忆和临证固然重要，但代替不了读书与思考。

裴晋云在读书和思考方面是做得比较好的。曾在《中国中医药报》上连载了“跟师高建忠随笔”系列文，现又写成《小舍医话——跟师高建忠随笔》书稿，没有长期的读书和思考是做不到的。

“师不必贤于弟子，弟子不必不如师。”我希望有更多的学生快速成长起来，也希望这些文字能影响部分读者，使他们在中医这条路上走得更快更好。

高建忠

2017 年 5 月于太原

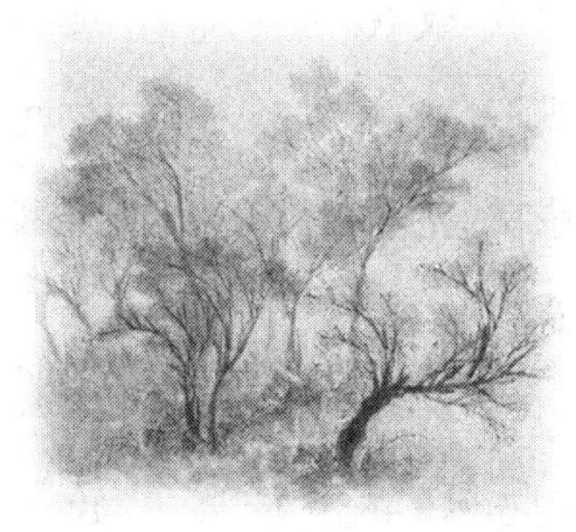

自　序

学医八年，感悟很多，有好的，也有不好的。在见识过医疗过程中形形色色的“苦难”之后，经常会问自己，学医为了什么？

犹记得刚入医学院校门时在学校报告厅里宣下的誓言：“我决心竭尽全力除人类之病痛，助健康之完美，维护医术的圣洁和荣誉，救死扶伤，不辞艰辛，执着追求……”而今誓言仍在，心境却变了许多。

五年的大学生活无疑是美好且令人怀念的。五年里有喜爱的中医，有敬爱的老师，有可爱的小伙伴们。时常会想起那段跟随高建忠老师出诊，听老师讲课，向老师问疑，甚至是被老师批评的日子，仿佛置身在花团锦簇的世界里，自由、舒心，很充实，收获很多。

后来读研，来到新的环境，面对新的问题，也第一次开始正视自己。少了最初的安心，花团锦簇也渐渐被钢筋水泥取代。每天在冰冷规矩的世界里探索，有获得新知的喜悦，相伴随的也有疲倦和无奈。曾有很长一段时间自己很是茫然，不知道该做什么，或者说不知道怎样做才有意义。

再后来开始整理一些东西，有病案，也有读书笔记。刚开始并没有成文的打算，只是零散的记录，有的甚至只是一句话、几个字。时间久了，翻看的次数多了便会在原来的感悟下写下新的认识，稍作整理竟有了书稿的样子。然而这些文字并不是同一时间写成，认识有深浅，它见证了一个医学生成长的过程。重要的是在这个过程中，笔者明白了学医为了什么。

古人为医有各式各样的理由，有因战乱，有因母病，有因族人亡，也有因科考不顺……总的来说，最初就怀有兼济天下之心的少之又少。而现今医学生的誓言很是高尚，只是人类的病痛太多，未解之谜太多，我们大多只是普通人。

普通人就该有普通人的追求，既然学医，问心无愧就好。老师常说，技术高明的医生最擅长的不是治疗各种疑难杂症，而是治疗感冒、咳嗽，这是最平实的想法，也是最根本的事实。行医、治病最重要的就是守得住根本，而为医、做人也要守得住初心。

而今此书即将付梓，衷心感谢高建忠老师对此的帮助与支持，也感谢这些年高老师对我的教导与包容。在老师的教导下，我会在医学道路上继续前行。

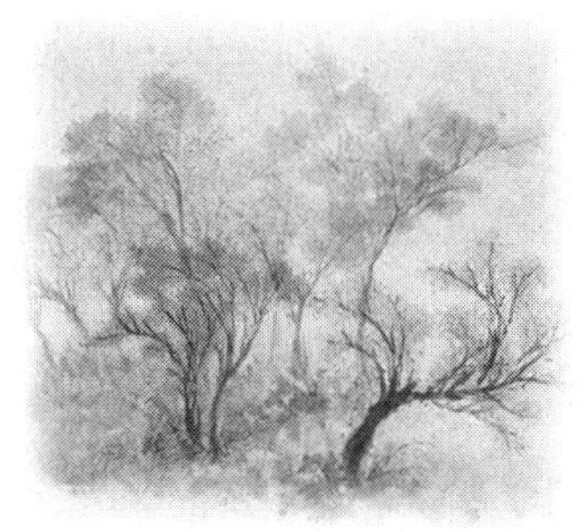

前　言

本书乃笔者学医八年、临证三年来对中医理、法、方、药、诊断、治疗的一些体会，其中有探索，有感悟，也有疑惑。纵资历尚浅，本书亦非立说之见，将偶感、偶识付于笔端，以警日后的自己，同时也为初学者提供一些思路。文章最后附以笔者在临床所见之典型案例，有的有病无方，有的有方无效，有的只是提出一些假设，有的只是单纯的病案记录……医海浩瀚，所见者不足万一。故拙有此作，谨恭读者指摘。

目　录

contents

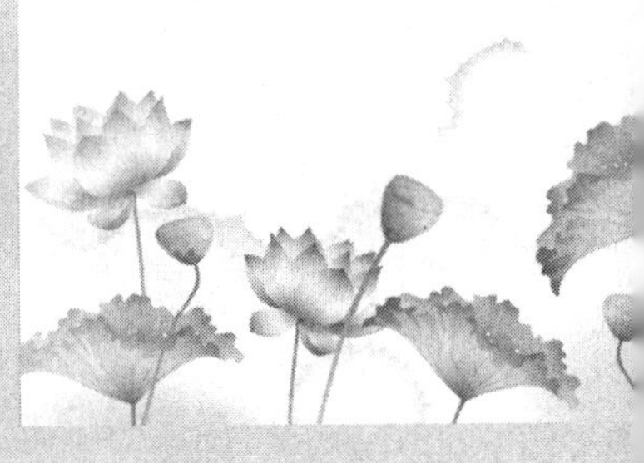

一、医论漫谈

二、高建忠医案

四、神经科治案

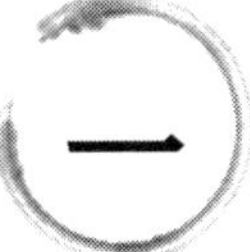

一 医论漫谈

YILUNMANTAN

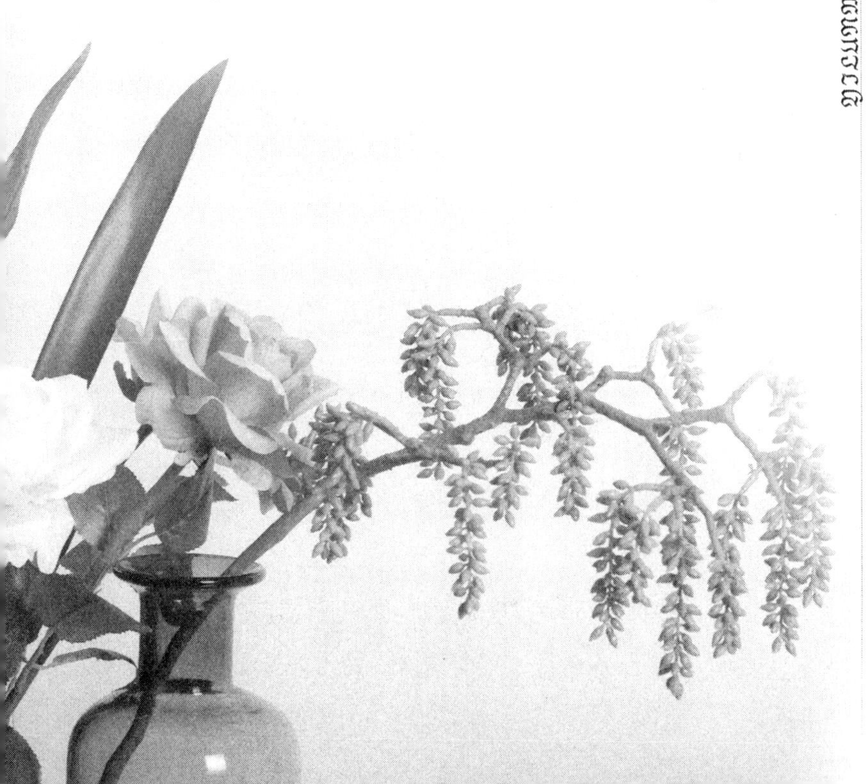

读书至知羞

曾看过一篇文章，题为《你有多长时间没有好好读完一本书了》。是啊，现在科技发达，网络已经取代了一大部分信息来源。“百度”已然成了人们的百宝箱，而在车厢、街边等闲暇休息的地方拿着一本书慢慢品读的人也成了人们眼中的“异类”。古人学富五车即可为圣为贤，而所谓“五车”也不过如今常规厚度书本的三四本而已。三四本书，很多人会说，三四本书谁没读过啊：寒窗十年，本科，硕士研究生，甚至博士研究生，各种课程资料，数不清的文献，我们的知识不知要超过古人多少！但古人有的著作被称作经典，如《论语》，如《诗经》，如《史记》；有的理论沿用了上千年，如儒家思想，如孙子兵法；有的思想至今仍影响着我们的日常生活，例如中庸，虽为患至深，却已根深蒂固。而我们呢，却在不断的更新中被否认，被重新选择。这是源于时代的原因吗，还是科技发展太快了？又或问，我们现今习以为常的生活方式真的好吗？每个人都会使用微信朋友圈，朋友圈中每天会推送成百上千的文章，内容涉及各个方面。阅读这些和完完整整地看一本书会是一样的吗？

结果显然不同，如斯恰似盲人摸象。

为医者都知道阅读文献的重要性，美其名曰“与时俱进”。当“某某指南”“某某专家共识”出台的时候，医界都会为之震动。多少医者蜂拥而至，多少相关会议在全国各大城市、各大医院召开，之后又有多少大大小小的会议组织学习，之后又会有多少次被反复提起。不可否认这是一种学习方式。但指南也好，共识也罢，它们终究不过一篇文章。否则统计学、Meta 分析也不会如此受到追捧了。

而一本书却体现了著书者的思想，或许观点可变，但思想是一本书的灵魂。

读书，知恐惧，知羞耻，知艰难。知恐惧者，知己之不足，叹往昔之庆幸；知羞耻者，耻往昔之自大荒谬；知艰难者，知前途荆棘丛生，任重而道远。

笔者好读书，但不甚求解，每以陶渊明之读书理念自居，至每有所得也会欣然忘食。但这并非为医之道。医者之大，生死系之，一有所误，即为杀人，学医不得有毫厘之差。初时临证，笔者经常用平胃散、四逆散、温胆汤、小柴胡汤、二陈汤、越鞠丸、血府逐瘀汤、三仁汤、九味羌活汤、银翘散、桑菊饮、麻附细辛汤、小青龙汤、半夏泻心汤、补中益气汤、益气聪明汤、资生汤、枳术丸、五苓散、保和丸、理中汤等处方，虽证治不同，病有各异，但始终跳不出这些圈子。为什么？因为老师就是这么用的。用之效者，十之一二而已，当属下下工了。诚非老师误我，我误老师矣！虽上述列方不少，但初时心中并无沟壑，每每似是而非，试方而已。

> 大三暑假回乡，同村一娘娘（伯母俗称）知我学医，找我看病。自诉近两天腹胀，不想吃饭，总觉得口渴，大夏天不热不冷，也不出汗，只想喝热米粥，很是奇怪。问她大便怎么样？答曰平时大便就干，最近几天没解大便。问小便呢？答还好，但睡觉不好，反反复复总是睡不着。我看了一下舌象，舌红，苔黄腻。脉象已记不清了，只记得跳得很有力。当时写下一方：姜半夏12g，干姜9g，黄芩9g，黄连3g，白术15g，鸡内金12g，炙甘草3g。娘娘拿着方子看了一会，轻轻嘟囔了一句："这么少的药啊，管用吗？"我淡淡笑笑，没说什么，也因为当时心虚。后来她与母亲闲聊，我也没再插话。走时她儿子路过我家，娘娘就将方子递给他说到镇上抓 5 副回来试试。记得那会儿还下着雨，镇上离我们村差不多二十公里，因着私心我很想阻止他。万一没效呢，

说不定过两天她的病就好了呢，万一吃了药反而加重了呢……如此种种。但由于自尊心作怪，我还是什么都没说。当晚做梦我竟梦见娘娘因为吃了我开的药去世了，吓得半夜惊醒，出了一身冷汗，再没有睡着。之后几天我基本上没敢出门，即便出门也避着她家门口走。过了半个多月，我见没什么事也就渐渐放下心来。“至少没有吃坏”，这是当时我唯一的安慰。后来有一天到村里的同学家串门，听到门口有人说话，无意中听了几句。“我家这孙子整天不吃饭，每天喂饭都得追着他喂，这两天呆呆的，不知道怎么回事，还泻肚子，怕是又要生病了。”只听上次找我开药的娘娘说：“你让谁谁家的闺女看看吧，我上次不舒服就是找她开的药，吃了两天就好了。”原来是好了啊，心里一阵窃喜，后面的话也没再听。回家和母亲提起，母亲说她知道，娘娘早和她说过了，当时我没在家。好吧，害我白紧张了一段时间。然而那个小孩我并没有机会看，因为第二天便返校了。

这是一段趣事，因为是第一次开方治病，所以记得很清楚。直到现在我还能清楚地记得当时的心理感受，也曾当趣事和老师、同学说过。只记得老师当时笑着说这是每个医生都会经历的过程。确实，病是治好了。但是“愈无所喜”，纯属侥幸。

然而下面这一位就没有那么好运了，至今想起，仍是千呼万幸。

冬天，仍是同乡，七十来岁，慈眉善目，平素体健。某天拄着拐杖慢慢悠悠来家里找我。自诉近些天不饥、不食、不便，口不渴，身无热，腹中胀。口淡，食不知味，睡眠好，大便干。彼时仍是声如洪钟，面色正常，双目有神。观其舌象，苔厚腻，诊脉有力（当时并不会诊脉，装装样子而已，只能分清有力、无力）。和上个病人好像一样，哪里一样也说不清楚，但当时也只想到了半夏泻心汤。于是就这样写了。半夏9g，干姜9g，黄芩9g，黄连3g，党参15g，大枣5个，连翘6g，炙甘草3g。为什么用连翘，因为当时想到保和丸中也用到了连翘，便用了。也给开了

5 副。第二天他儿子把药拿了回来。

因为并不是第一次开方，这次胆子大许多。五天后，老人拄着拐杖又来了我家。一进门他就和我爸妈说你家闺女怎么怎么样，还是学医好，我也该让孙子去学医云云。后来他和我说："我现在肚子不胀了，吃饭好了，上厕所也好了。但口里还是淡，吃东西没味。"问我要不要再继续喝中药。当时我看了看老人的舌苔，没有之前厚了。想着大概是对证了，就说再喝 5 副看看吧，身体里垃圾太多了。我不知当时哪里来的自信就敢信口雌黄。如果放在历史柱上，肯定要被大骂"庸医误人"了！果不其然，之后再没有老人消息。事后听人提起，说是被儿子接到城里住院了。一阵唏嘘，想来前后不过十来天，之间凶险可想而知。

现在回头来看，上两例用到半夏泻心汤其实并没什么错。第一例是典型的上寒下热证。《周易》有载："阴阳不交者，否也"，故中见腹部不适、按之无痛，下见大便不通，上见喜食热饮。方证原属对应，本无须担心，怎奈当时无知。第二例起病之初是典型的中焦湿热证，辛以疏通，苦以降泄，故初服有效。但毕竟年老体弱，阳气亏虚，湿去阳微。且二诊时舌苔已经不厚了，仍见口淡者，脾虚寒故也。此时若转以理中汤调理善后，或许就没有之后的变证了。可叹当时无知！

俗语常说："读方三年，便谓天下无病可治，及治病三年，方知天下无方可用。"彼时虽学医三年，却从未读方，竟敢胡乱处方，只能感慨无知者无畏；及至后来读方，更加无所顾忌，临证仿之，寒热虚实多未明辨，实属荒谬。直至如今，再读方，所悟加深，每感羞愧，竟渐不敢处方。

而这也仅仅是就医书而言。然学医岂止是看医书便可以的？勤求古训，博采众方，古训并非医训，众方也不单单指药方。医学包罗万象，学医者，首先需成为儒者，而后方能谈医。试问当今有多少人熟读古文，又有多少人能看懂古文？旁的暂且不论，《论语》有多少人完完整整读过，

《三字经》又有多少人能通篇解释下来？更别说《山海经》，可能有些人都未曾听说过。这些都只是古人的启蒙之物，到了如今，受过高等教育的众人竟鲜少熟读。笔者并非卫道者，也不崇尚复古，只是觉得如今人们的很多观念出现了问题。尤其是医学生，思维被禁锢了，只想着与时俱进，整天谈弘扬发展，试问没有继承哪来的弘扬，与时俱进的结果或许就意味着历史消亡。

学中医必须熟识古文，这不仅仅是为了学习，也在于纠错。曾读何绍奇老先生的《读书析疑与临证得失》一书，所获颇多。其中引用著名明史专家吴晗关于学习古文的方法值得我辈借鉴。他说："有一定文化水平的人，只要选择不同时代、不同风格和不同体裁的古文，背那么 50 篇，然后再进行精读，一字一句也不放过，知难而进，不过一年工夫，就可以过'古文关'了。"确是！

很长时间以来笔者并不敢成文，确实怕了。胸无点墨，又无口舌之利，写出来的东西只能贻笑大方。第三次读完《伤寒杂病论》后笔者曾写过一段感悟：仲景生平著《伤寒论》《金匮要略》两卷，不过八万余言，流传千古，遵之为圣。今之医者，序齿之龄成文数百，全无己见，附庸抄袭，诚之尽弃。或涩之以理，或执之以谬，伪简以繁，吾之类也，愧之。勤求古训，博采众方，非博文广识不足以成。是以辍笔不耕，潜心见闻，徐陈之辈为祸，戒之，慎之！因此束笔多年，现在想来，其实完全不必。认识有高低深浅，有改变，有进步，这都是好事，何况只有记录下来的东西才是永久的。故而厚颜再作此文，以警示日后的自己。

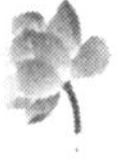

乡人误医

赤脚医生大多被骂作庸医，也是“庸医误人”的代名词。

医院上级医师批评下级医师时经常会说：“你这样处理与赤脚医生有什么不同?”

但是如果结合赤脚医生所处的环境，笔者不禁要说，非庸医误人，乡人误医也。

在农村，医生是很受尊重的。无论医术如何，都是每家每户尊敬的对象。

幼时笔者总有一个疑惑，为什么村里人无缘无故就去世了？也许今天还谈笑风生，还在地里干活，第二天早上就不在了；也许刚才还好好地站在你面前和你说话，一转身摔了一跤，就再也没起来；年纪大点的人，或许因为一点小事和邻居吵了几句，一转眼就气得昏倒在地，人也走了……如此种种，在笔者幼时所居住的那个不到百余户的村落里，经常上演。但即便如此，人们也从未怀疑过医者的医术，只说他们“寿终正寝”，也算是福气。

如今笔者作为一名医者去回顾当初那些所谓的“离奇死亡”，大多都有迹可循，或因为高血压，或因为脑卒中，或因为心肌梗死，或因为重症肺炎，等等。只因农村人求医困难，别说看病，体检都难得有一次，故而即使有病也不知。另外，因为老年人脏腑功能衰弱，正气不足，正邪相争并不激烈，故老年患病，症状并不明显。很多老年人终其一生都不会有明显的不适，只是在发烧、咳嗽、腹泻、食欲变差、情绪波动、外伤等刺激下，那些潜在的疾病才会明显地表现出来，然此时已无挽救之机。此外，也因为农村人的本土情结很深，即便真有转机，在机会渺茫的情况下，他们也不会轻易离开故土。对于这些难道“赤脚医生”们不知道吗，也不尽然。

医圣张仲景说：“习医，上以疗君亲之疾，下以救贫贱之厄，中以保身长全，以养其生。”作为乡村医生，他们并没有这些高尚的情怀，他们的日常也只是做到问心无愧。他们在没有诊疗设备、没有同道、没有经济支持、缺医少药的条件下，仅凭三根手指和随处可见的廉价草药，他们可保一方平安，受到当地百姓尊敬，实属不易。又如何能苛责他们像专科医生那样诊断明确，面面俱到呢?

名医都从民间来。如果正规医院的医生拥有赤脚医生的水平，那真是百姓之福；同样，若赤脚医生拥有正规医院医生一样的医疗条件，村里人也当真可以尽享天年了。

有病不治，常得中医

中医之道，在于无争。

包容万物，根深叶茂，深入浅出。

知白守黑，则不去而自去，不来而自来，不道而得道。

古有医者三境界：上医治未病，中医治欲病，下医治已病。

又有谚曰：“有病不治，常得中医。”

何谓“中医”?

《汉书·艺文志·方技略》中提及：“经方者，本草石之寒温，量疾病之浅深，假药味之滋，因气感之宜，辨五苦六辛，致水火之齐，以通闭解结，反之于平。及其失宜，以热益热，以寒增寒，精气内伤，不见于外，是所独失也，故谚曰：‘有病不治，常得中医’。”

何谓“经方”？

心情不好，郁结难舒时，到郊外走走，呼吸一下新鲜的空气，赏虫鸣鱼游、树影婆娑，听泉水叮咚、狗吠鸡鸣，这就是绝好的一剂“柴胡舒肝散”。

烦躁不安，难以入睡时，听一曲舒缓的音乐，小酌一杯，或抬头仰望星空，感受星云的流动，这就是很好的一剂“朱砂安神丸”。

鼻塞流涕，精神萎靡时，放下手头的工作，和要好的朋友聊聊天、散散步，喝一杯冒着热气的咖啡，静静地休息一会儿，远胜一剂苦涩的柴葛解肌汤。

大惊大恐，寝食难安时，和亲近的人哭诉一场，多一份分担，多一点帮助，这就是很好的一剂“苓桂术甘汤”。

精神恍惚，喜怒无常时，给自己放个假，远离烦琐的生活，背包去旅行，去冒险，去体验不同的生活，这就是很好的一剂“甘麦大枣汤”。

这便是中医，不治之医。

白鹭立雪，愚人看鹭，聪者观雪，智者见白。

知白守黑！

这也是中医，平和之医，“无问其病，以平为期”。

一患者，高处坠落，四肢瘫痪，反复高热、寒战，但头汗出，腹部胀满，肢体抽搐，二便闭。何解？

一患者，昏迷、痰多、大便闭，饮食不消，口气秽臭，发热、汗多、脉弦大，何解？

一患者，身宽体胖，嗜食肥甘，经血不调，婚后5年未孕，何解？

一患者，烦躁易怒，失眠多梦，昼夜汗出，饮食不纳，口渴，尿频，便干，何解？

和解！

高处坠落，血虚血瘀，归属血家。血家阴虚受伤，不可发汗；然血家又易感冒，“以人身卫外之气生于太阳膀胱，而散布于肺，血家肺阴不足，壮火食气，不能散达于外，故卫气虚索，易招外邪”“若照常人治法，而用麻、桂、羌、独，愈伤肺津，肺气益束而不能达，不惟涸血分之阴，愈以助气分之邪。”故“治唯和解一法，为能补正祛邪，宜先生其津……次宜疏理气机。”方选小柴胡汤加减，因内有瘀血，停积不行，气血不化，故二便闭；血燥生风，故肢体抽搐，遂合用桃核承气汤通腑逐瘀。5 剂起效。

昏迷、痰多、大便不通，口气秽臭，很明显为痰火扰神之象，但多投清热化痰、平肝熄风、通腑醒神之剂罔效，为何？细究患者表现，口气秽臭却饮食不消，甚则饮入即吐；发热，但见午后潮热；汗出但见头汗出，身凉肢冷；痰多，兼见咳嗽喘满；大便闭却腹无胀满，小便清利，四肢稍肿。知其正虚，见其邪实，知其阳虚失运，见其阴虚火旺。如何处方？唯调和一法。先疏其气血，令其调达，使升者升，降者降；次运脾之滞，健脾强胃，以通九窍。《玉机真脏论》云：“脾不及，令人九窍不通，谓脾为死阴，受胃之阳气，能上升水谷之气于肺，上充皮毛，散于四脏”，脾胃虚则“五脏、六腑、十二经、十五络、四肢，皆不得营运之气，而百病生焉，”故方以半夏泻心汤辛开苦降以调气机升降，合枳术丸运脾开胃以建中州，服 2 剂便通热退，继服少加开宣上焦之品，加量参术之类，则痰少、饮食可入，秽臭无。

经血不调，婚后无孕，肝肾亏虚？身宽体胖，嗜食肥甘，痰湿为患！“百病皆由痰生”，而“积湿与郁火二者为生痰之大源”，故方每以温胆汤加减清热化痰，调理三焦。嘱其节制饮食，勿乱进补，一年后孕。

烦躁易怒，失眠多梦，心肝血虚，酸枣仁汤？昼夜汗出，表虚不固，麻黄根、浮小麦、玉屏风散？纳少、尿频、便干呢？健脾、通腑、补肾气？抑或心肾不交，交泰丸、天王补心丹？很多人这样想过，也这样用过，然无寸效。人身之要，无非气血津液而已。气血不调、营卫失和，故昼夜汗出、烦躁失眠，津液不行、失于输布，故杂病百生。《此事难知》中指出："大凡治杂病，先调其气，次疗诸疾，无损胃气，是其要也。"先调其气，令气血津液调达；无损胃气，令气血生化有源。故方以柴胡桂枝汤合温胆汤加减以调其气血津液，加龙骨、牡蛎重镇安神。半月而愈。

"用寒远寒，用凉远凉，用温远温，用热远热。"

以偏救偏。

这也是中医，纠偏之医，"反之于平"。

《伤寒论》中关于坏病的条文很多，对于坏病的后续治疗，张仲景反复强调的即是"不可与之""不得与之""观其脉证，知犯何逆，随证治之""知犯何逆，以法治之"。

《伤寒论》第 15 条：太阳病，下之后，其气上冲者，可与桂枝汤，方用前法。若不上冲者，不得与之。

第 16 条：太阳病三日，已发汗，若吐、若下、若温针，仍不解者，此为坏病，桂枝不复中与也。观其脉证，知犯何逆，随证治之。

太阳证误下之后，表证仍在者，可与桂枝汤。表证消失了，此为"坏病"，怎么治？"观其脉证，知犯何逆，随证治之。"

第 17 条：若酒客病，不可与桂枝汤，得之则呕，以酒客不喜甘故也。

为什么？因酒家属湿热为患，桂枝汤乃辛甘温之剂，辛温本性热之品，甘药更助湿生热，犯"以热益热"之忌。

第 19 条：凡服桂枝汤吐者，其后必吐脓血也。

素体阳盛之人，服桂枝后热盛动血而吐，其后吐脓血者，"此为热气有余，必发痈脓也"，故不得与之。

第 266 条：本太阳病不解，转入少阳者，胁下硬满，干呕不能食，往来寒热，尚未吐下，脉沉紧者，与小柴胡汤。

第 267 条：若已吐、下、发汗、温针，谵语，柴胡汤证罢，此为坏病，知犯何逆，以法治之。

太阳病治疗不及时，传入少阳，少阳证具者，与小柴胡汤；若汗、

吐、下后，柴胡证罢者，怎么治？“以法治之”；“少阳不可发汗，发汗则谵语，为属胃，胃和则愈，胃不和，则烦而悸。”此证但见谵语，故转治阳明。

至此则可解释何为“中医”，“中”者，“平和”也。

何为“不治”？“不治”者，以常法治而无效也。

谈中医与西医

一日坐公交车，听到车上两名乘客聊天。

甲：“你给你家小孩喝过藿香正气水吗？”

乙：“吃过藿香正气丸，没喝过藿香水。”

甲：“水和丸是不一样的吧，剂型不一样。水比丸见效快。”

乙：“我觉得作用应该差不多。藿香正气水的提取成分可能比丸多，但其中含有乙醇，所以没让孩子喝。”

甲：“藿香水起效很快。昨天下午我家小孩发烧了，晚上不想吃饭，又吐了一次，我给他喝了两支藿香水，今天早上就好了。”

乙：“这我也有体会。我家经常备着藿香正气丸。我每次头晕、咳嗽、恶心、胃里难受了就会吃一颗。”

甲：“有效？”

乙：“有效。小孩不舒服也吃。我觉得对小孩受了凉之后的这种感冒效果比较好。”

甲："是的。有一次我家小孩流黄鼻涕我就没给他吃。"

之后听旁边另外两位年轻的妈妈轻声说："藿香正气水这么管用？之前我家孩子发烧我都是给他吃布洛芬，烧退得快，但需要好几天才能完全好。""嗯，下次可以试试。"

……

这是无意中听到的一段聊天，相信类似于这种话题的聊天并不会少。广州长年只有两种天气环境，寒湿与湿热。春三月到十一月下旬，广州基本处于高温潮湿状态；此后至第二年三月，处于阴冷潮湿状态。在这种气候条件下，常备藿香正气丸，偶有不适服用藿香正气丸是有效的。之后的两位母亲虽然不曾尝试，却也默认了此药的疗效。不可否认，在大多数老百姓心里，还是更愿意相信中药疗效的。"覆杯而愈"即是古人对中医疗效最生动的描述，只不过现今人们印象更深的是西药的立竿见影。如夜间阵发性哮喘，端坐呼吸，不能平卧，给一支布地奈德雾化吸入，几秒钟就好了；再如心绞痛，心痛窒息，舌下含服一粒硝酸甘油，3～5min即可见效；再如痛风性关节炎，关节疼痛，不能行走，吃一粒塞来昔布可以缓解一天……的确，中医与西医各有所长。然而临床医生该如何取舍，两者又该如何融合？这个看似老生常谈的问题，却是年轻医生最容易感到困惑的。

谈一段我自己的亲身经历。幼年时，母亲患病，目不能视，身不能动，被诊为视神经脊髓炎。初时一度误诊，重病轻投，确诊已在三个月之后，病情延误。后辗转治疗良久，家中积蓄尽散，毫无起色。母亲几度失望，将近放弃治疗。后经亲戚劝慰，又经邻人介绍，勉强于一家诊所就诊。每天施以针刺，连续三月，病情竟逐渐好转，后无复发。

这件事对我影响很大，很难说之后选择学习中医与此没有关系。当时年纪尚幼，对很多事都不能清楚记忆。但母亲当时的痛苦，家中很长一段时间的阴云密布，以及经过针灸治疗后母亲一天天的转变，至今记忆犹新。只是如今虽学医，对针灸仍只是略知皮毛，确实惭愧。

因为性格原因，笔者从小喜欢古文诗词，没人刻意去教，但对这些却异常熟悉。一篇古文，读过几遍就可以全篇背诵下来；一首诗（词），背诵下来便可以仿写出另外一首。这在当时是令很多老师和同学惊奇的记忆功底，但也只限于古文。也正是因为以上种种，包括日后自己求医的一些经历，笔者有很长一段时间排斥西医。这种情况持续到硕士研究生第一学期结束。而排斥的结果就是临床初始，笔者什么都不懂，最基本的三大常规是什么竟不知道。当然现在与彼时完全不同，但就曾经的疑惑以及如今对中医、西医、中西医结合的理解，我想谈谈个人的看法。

先说中医。

仅仅回答什么是“中医”是一个很笼统的问题。仅从名称起源来讲，“中医”只是近代为了区别于“西医”才设立的专有名词。科班生都知道，中医基础内容体系之完善不亚于西医，从《中医基础理论》《中医诊断学》，到《中药学》《方剂学》，一本比一本难学。之后还有《伤寒论》《金匮要略》《黄帝内经》《温病学》，还有针灸、推拿，还有中医内、外、妇、儿各科……然而这一路学下来，学生们的感觉是中医似乎越学越难了。实际上并非中医难学，而是随着学习的加深，我们忘记了中医最基础的内容。

中医的基础是什么？

《中医基础理论》开头就告诉我们，人有三宝——精、气、神，这便是中医最核心的内容。之后所有的阴阳、五行、八纲、脏腑、正邪理论都是在此基础上发展起来的。“天之在我者德也，地之在我者气也，德流气薄而生者也。故生之来谓之精，两精相搏谓之神。”（《灵枢·本神》）之后在“神”的基础上产生“魂”，在“精”的基础上产生“魄”，在气、精、神、魂、魄基础上变幻喜、怒、忧、思、恐，化生五脏。五脏与六腑相辅相成，五脏以藏为主，六腑以通为用。《黄帝内经》之所以详于论“脏”而略于论“腑”，腑因脏而变化也。“夫五脏者，身之强也”“中之守也”。何为“中”？“中”并非普通意义上的“中焦”“脾胃”之意。《中庸读本》中的一段话或对此有所解释：“喜、怒、哀、乐之未发，谓之中。发而皆中节，谓之和。中也者，天下之大本也。和也者，天下之达道也；致中和，天地位焉，万物育焉。”“中”者，万物的初始状态，是最为理想的状态。及至发病，“中节”者，正气与邪争，金石草木以助正气，祛邪外出，最终归于和。“和”是类似于“中”的状态，却不及“中”。故最后一句“致中和”当为偏义词，仅指“和”。这就是“中医”最本质的意义，它并非一种治疗医学，而是一种自然科学。它的本质就是一种和谐的状态。因此上古圣人有言，“阴阳四时者，万物之始终也”“圣人不治已病治未病，不治已乱治未乱，此之谓也”，真乃卓见！而在这一系列的变化过程中，“气”是基础，又与其他物质相互依存。这是朴素的唯物主义辩证观，构建了中医的理论框架。

再来说西医。

西医的发展是社会科技进步的产物，不可否认，西医拥有一系列完善的诊疗体系，这是中医无法比拟的。从基本的病理、生理、药理、诊断到细化的临床各科，西医重在明确每种病的起源与机制，而各科疾病治疗好似大同小异。我喜欢中医，但我敬佩西医。优秀的医者可以通过简单的询问在几秒之内明确诊断，这是西医的基本功，也是我参与临床工作以来最深的感悟。在ICU（重症监护室）实习期间，韩云主任训诫年轻医师的一段话至今记忆深刻：“医生需要的是临床思维，不是影像学思维。面对一个病人，你需要通过系统的问诊和查体明确临床诊断，清楚地知道需要与哪些疾病相鉴别，哪些情况需要紧急处理以及该如何处理。影像学只是辅助诊断的一个工具，不能完全依赖。”我的导师陈红霞主任也常和我们说：“八十年代我刚工作的时候，没有CT，没有磁共振。脑卒中病人的确诊我们大多依靠腰椎穿刺术，治愈率依然很高。哪里像现在，每个病人都要做CT（磁共振）。现在想起来当时医生的基本功底确实扎实，逻辑推理能力也很强，就连我们上课用的解剖图谱都是手绘的。你们现在太浮躁了！”至于手绘解剖图，我也见过，本科学习阶段教我们“系统解剖学”的储开博老师就是高手，上课时当场在黑板上给我们画人体解剖图，一直让我印象深刻。然而所有的这些都体现了一点，西医非常重视基础教育。我所钦佩的，也正是西医这种严谨的基础教育。西医院校毕业的学生大多信赖自己从事的专业，正是这种信心促使他们在临床工作中可以毫无疑惑地去接受、去探求新的知识。这与中医不同。他们在与时俱进的过程中摒弃的是陈旧的理念与治疗手段。而中医作为传承上千年的医学，虽然很多观点沿用至今，但在实践过程中不断变化的却是医者的信念。相信每个中医学生从理论学习到临床实践，甚至到工作后的很长一段时间，都会不止一次地自问，中医真的有效吗？而在病房中面对的每一个患者大多是“愈无所喜，坏无所忧”，因为不能确定哪个环节出现了问题。

再来说说中西医结合。

这个话题最先是由中医提出来的，由最初的沸沸扬扬到如今的避之不及，它从登台到落幕多少有点戏剧性。中医最先提出之时本是想利用西医先进的诊疗技术弥补自身的不足，没想到最终却对自身造成很大的冲击。如今不仅是中西医，就连中医也处于很尴尬的地位。就像一顿大餐，在西医眼里，中医只算得上是配料；而在中医眼中，中医也仅仅是饭后甜点，终究比不上正餐的分量。遑论中西医结合，纸上谈兵罢了。

笔者在本科阶段曾就中西医结合写过一段看法：所谓中西医结合，有的老师认为是诊断与治疗的结合。先用西医理论明确诊断，然后对照中医相应的诊断辨证施治。例如，脑卒中中医称为“中风”，冠心病中医称为“胸痹”，多发性硬化中医称为“痿证”，胸水、腹水中医称作“饮证”，等等；有的老师认为是两种治疗的结合，例如一位手足冰冷的患者，他认为先用扩张血管的药改善末梢循环，再服用中药四逆辈效果会更好；也有的老师认为是实验与临床的结合，利用西医先进的实验设备提取、论证中药的有效成分，制成中药成剂，有效地、目标明确地作用于病灶，提高疗效……仔细分析这些观点会发现，所谓的中西结合不过是西医理论指导下的中医治疗。这样的中医治疗，不仅费时费力费财，疗效还不好，难怪西医看不起中医。

我的老师高建忠教授曾多次提到他治愈的一例多脏器功能衰竭的案例。当时是 2012 年 1 月，患者住 ICU 病房（重症监护室）。主治医生已无计可施，详细告知家属患者病情及预后，明确提出无好转可能，希望他们早做准备。家属不甘心，希望多做尝试，与主任及主治医师协调后请老师会诊。老师查看病人后根据“腹满、口干、无大便、脉微”见症给予四逆汤合五苓散治疗。服汤剂后，当天夜间患者大便得下，后腹胀满逐渐减轻。原方照服。期间患者出现的一系列病情变化均由西医处理。如此三天，患者各项生命指征逐渐趋于稳定，后转至普通病房。现今依然健在。据此，老师也多次感慨，所谓中西医结合应该是“中医治人，西医治病”“中医想办法让病人活下来，之后由西医去处理患者所得的病”“就像面对肿瘤患者，西医研究的重点在如何将肿瘤切除，如何控制肿瘤的恶化、肿瘤的转移；而中医研究的重点在如何让患者带着肿瘤高质量地生活。当然两者可以同时进行，这就结合了”。

实际上只要中医不会消亡，中西医结合就是一个必然趋势。科技的发展不允许落后的诊疗技术长期存在，虽然是精华，却不符合社会发展的规律。但是究竟该如何结合，仍需要进一步探讨。所谓“两种医学思维不同，不可能融合”的观点只是因为没有找到恰当的结合点。两条平行线都可以相交（穿过不同介质），中西医为什么不能结合？

【附】以上只是笔者闲暇时无心所作，很多内容都没有详细阐述，文章也没有明确的中心思想。作此篇笔者想说明三个问题：首先，不管中医与西医，最重要的都是基础框架，舍此不能成医；其次，中医和西医在一个恰当的契机下是可以结合的，只是这个契机还需要继续探索；第三，中西医的结合不应该是“谁指导谁”的归属性问题，应该各尽其能，宾主尽欢。

谈康复医学

什么是康复医学？

笔者第一次思考这个问题是在研究生入学面试结束后由广州返回太原的火车上。那是面试结束后的第二天，面试时复杂的心情还未完全平复。晚上躺在车厢里，窗外尽皆暮色。四周一片寂静，已是深夜两点多，仍是无法入睡。静静地听着火车隆隆的前行声，不禁对日后所学的专业产生了遐想。什么是康复医学呢？大概是其他各科医生都治过，但又没有完全治好的病，最后由康复医生来完成的一种医学吧。想到此我联想到了李东垣对于治病“终不能使人完复”的感慨，他在《脾胃论》中提及：“予平昔调理脾胃虚弱，于此五药中加减，（五药指年胃散、黄花迷中汤、四物汤、四君子汤、五苓散五方）如五脏证中互显一二证，各对证加药，无不验，然终不能使人完复。”突然觉得应之于临床各科不正是这样吗？内、外、妇、儿各科，每一科都有自己的常见病，而每种病都有各自的专方专药。面对不同的病人，只要诊断相同，医者大多施以同样的治疗方案，疗效确实很好，甚至可以说“无不验”。但谈到让病人完全恢复，却是很难。或许康复医学正好可以解决这一问题。因而当时在我的想象中，“康复医学”是一门可以“使人完复”的医学，而它的施治理念也遵循了中医的“整体观念”。这种想法令人很兴奋，也让我对之后的专业课学习抱了很大的希望。现在回头想来，当时虽有点天马行空，但确实也与康复医学改善生存质量的目的不谋而合。

什么是康复医学？康复教材中的定义是这样的：“康复医学源自医学

康复，是临床医学的一个重要分支。它是以研究病、伤、残者功能障碍的预防、评定和治疗为主要任务，以改善躯体功能、提高生活自理能力、改善生存质量为主要目的的一个医学专科。”简而言之，它研究的对象是有功能障碍的患者，研究的目的在于提高患者生活质量。

近年来，康复医学越来越多地受到人们的关注，卫生部也将康复医学科与临床内、外、妇、儿各科并列为临床第一学科。但在实际临床工作中，康复科依然备受误解：在大多数患者眼里，康复科与针灸、推拿科一样，都需要做针灸、按摩；在医院的划分体系里，康复科不属于临床科室，属于医技科室；在同行眼里，康复科的医生工作清闲、没有抢救经验、临床知识薄弱……如此种种，数不尽数。记得某个月到某个科室实习，第一天带教老师给我们实习生培训时说过这样一段话“你们实习的同学一定要在登记本上写明自己是哪个专业的，这样我安排夜班也知道如何配合。要不然将一个康复科的学生和一个皮肤科的学生放在一起，晚上急救连心电图都不会打。”当时很是无奈，下意识地看了一眼旁边的一位皮肤科研究生，两人只能相对苦笑。还有一次，我在另外一个科室实习，晚上值班和带教师兄聊天。他说：“我们科室很忙吧，不像你们科，没有抢救，也没有重病人，很是清闲。”我当时也只能无奈笑笑。是啊，解释再多也不能消除人们的偏见，因为大多数医者并不了解康复医学。

其实除了急诊、ICU（重症监护室），每个临床科室大都一样。康复科也会有抢救、有病重、有死亡。康复科并不是只做针灸、推拿，也不仅仅依靠康复设备。每个病人的损伤程度、预后、预期目标需要医生精确评估，每个病人需要做哪些锻炼、怎样锻炼、什么时间开始什么锻炼、有哪些禁忌、活动量怎样，也需要医者详细制定计划并及时调整。而对于疾病本身，它的发病机制、损伤部位、诊断、鉴别、用药，等等，对于康复科医生而言也同样重要。例如同样是肢体无力、肌张力升高、不能行走的患者，脑卒中后引起的肢体功能障碍就比帕金森病引起的功能障碍康复价值高出很多。即便是依赖设备，它的原理是什么，它对人体生理、病理的影响怎样，它对病灶的作用机理如何，也是康复医生需要考虑的。要知道，仪器设备虽然是由工程师设计的，但原理和治疗预期却是医生提出来的。而康复设备之于康复医生，就好像影像学之于临床医生。所以康复医学还需要另设一门康复工程学。

诚然，康复医学是一门新兴医学，它还处于发展阶段，很多管理模式、诊疗理念并不完善。但不可否认它是一门集诊断、治疗、康复为一体的临床医学，它在“提高患者生存质量”方面，比临床医学有更多的要求。故而我相信康复医学的发展定会越来越好，也期待有一天它能真正成为一门“使人完复”的医学。

谈老年病

笔者在硕士研究生阶段主修神经康复专业，所见大多为老年患者。通过近三年的观察，笔者发现老年病有如下几个特点。

第一，老年病多属虚证。无论体质壮实还是素体羸弱，无论营养状态好还是差，无论经济条件如何，无论处于什么环境……老年为病不外乎气、血、阴、阳亏虚四种。

第二，老年病常夹有邪实。老年人或好食肥甘厚腻、平素缺乏运动；或饥饱不定，劳力伤身，多感在外之邪气；或忧愁思虑过甚，气血运行失宜……老年为病，多痰、湿、瘀、气滞等相互夹杂。

第三，老年病多兼有情志病。老年人多忧愁思虑过甚，或情绪低落，或胆小易惊，或常悲伤欲哭，或性格乖戾，或嬉笑无常等。

第四，老年病病证繁多，多个脏腑相互受累。很多老人住院时，在诊断方面会有十几种甚至几十种病。笔者所见最多的，一位老年患者的诊断多达 58 个，整整打印了三页 A4 纸。

第五，老年病症状多不典型。例如冠心病，即使影像学显示冠脉狭窄超过75%，很多老人也不会出现胸痛、胸闷的表现；再如脑梗死，很多老人中风后在行头颅 MRA 时会发现一侧大脑中动脉或一侧椎动脉早已闭塞，但因为侧支循环的建立老人多不会有头晕、肢乏等表现，只有当另一侧也闭塞时这种症状才表现出来；再如感冒，老年人感受外邪通常不会像年轻人那样表现出剧烈的发热、身痛、咳嗽、咽痛、怕冷等，很多只是表现为食欲变差、想睡觉、情绪低落等等。

第六，老年病多为慢性病。高血压、冠心病、糖尿病、慢性阻塞性肺炎、肾病综合征、脑梗死、脑出血、痴呆等在老年人群中发病率极高，而其中很多病可能从年轻时即有患病史。

第七，老年人患病，所服药物繁杂，相互之间副作用不明。经常听病人抱怨，每天只吃药就吃饱了，根本吃不了几口饭。曾见到一个帕金森病人，除去睡觉的时间，每天分六个时段吃药。基本上每隔两个小时就会吃一种药，这还只是针对帕金森病本身。而除此之外他还患有高血压、糖尿病、高脂血症、痴呆、肾功能不全等，每种病都有对应的药，还有一些中成药，都需要吃。

针对这些，论及老年病的治疗，笔者认为需要把握以下几点。

首先，需分清主次。老年人患病很多，但并不是每种病都需要治。例如，一个病人的入院诊断为：肾病综合征、痛风性关节炎、结肠性腹膜炎、冠状动脉粥样硬化性心脏病、胸水、慢性阻塞性肺炎、头部眩晕（原因待查）、干燥综合征、结膜炎、角膜炎。从西医角度，或许每种病都需要治，且都有对应的药。但从中医角度，无非是阳虚饮停，有痰饮、有溢饮、有支饮，温阳化饮利水即可。但现代医学不承认这种治法，这时候就要分清哪种病是主要的，需诊断明确。对于主要的疾病着重用药治疗，对于其他病平素备药即可，至于无关紧要的，可以完全不用处理。饮食养之才是正道。

其次，用药需平和。老年人用药尽量少用攻伐之品，除非用于救急。

多数需缓缓图之，候正气之来复。

第三，对于外感、积食、大便数日不下等较急病症需用攻伐之品时，须中病即止，不可过剂。

第四，老年人用药，多用丸药。一者简单易服；另外丸药多以蜜制，有养正之功；还有就是便于长期服用。

第五，老年人治病，多注意观察患者的情绪。很多时候聊天比用药更管用。选方用药也可从“郁”证入手，如越鞠丸、逍遥散、小柴胡汤之类，通过调畅气血津液以和解之。

关于藏医

藏医是中国医学的精华，它与中国古代医学相互交错，相互融合，同时又保留了自己的独特属性。

藏医的基础理论是“五源三因”学说。所谓“五源”是指土、水、火、风、空五种物质，“三因”为隆、赤巴、培根三种致病因素，其中每种致病因素又有五种具体的划分。“隆”包括索增隆、吐塞隆、紧久隆、麦娘姆隆、恰不欺隆五种，“赤巴”包括消化、变色、能作、明视、明色五种，“培根”包括基本、研磨、尝味、餍足、连结五种。它们与七大精华（食物精微、血、肉、脂肪、骨、髓、津液）和三大糟粕（尿、汗、粪便）共同构成了人体的物质基础。当饮食、营养、起居与这二十五种物质相互协调时，人体安然无恙、身体强健，当人体受到外界干扰或自身出现太过或不足时就会产生疾病。

藏医的“三因”学说是在“五源”学说的基础上发展起来的，是

"五源"学说的具体化。

"五源"中，土具有坚固、集合、承载、受纳等特性，水具有滋润、潮湿、寒凉、向下、融合等特性，火具有火热、上升、温暖、熟化等特性，风具有运动、轻、飘、生长、舒展等特性，"空"具有虚空、空间、无障碍等特性。它们是构建人体的物质基础，同时对人生理病理有着重大的影响。《论说医典·身体形成》中有言"五源聚集相结为胎团……无土无躯，无水骸难聚，无火不熟，无风不发育，若缺虚空肢体怎分离"。《论说医典·身体哲理》又说"土生肉骨鼻官与嗅觉，水滋血液舌味促湿润，火产体温色泽眼和色，风生气息皮肤及触觉，虚空开耳生窍能识声"。

"三因"中，"隆"具有轻、动、寒、微、糙等特性，与五源中"风"的特性相同，且藏文"风"的读音为"long"，可见"隆"即是风，因其性善行而数变，无处不到，故又兼有"空"的特点。"隆"主要位于腰髋下部，在"隆"的五种分类中，"索增隆"居头顶部，运行于喉头与胸腔，主司吞咽和呼吸，咯痰喷嚏打噎嗝，敏锐五官生六识；"紧久隆"位于胸肺部，运行之道为喉、舌、鼻，司理发声增气息，焕发容颜增记忆；"恰不欺隆"居心脏，窜行全身主行动，司理屈伸启口目；"麦娘姆隆"居胃下部，运行五脏和六腑，主管消化分清浊；"吐塞隆"居肛门处，运行膀胱和阴部，排控精血主分娩。赤巴属火，《四部医典》明确指出"具有火的性质"。"赤巴"主要居于肝胆，其中"能消赤巴"居胃中，消化食物分清浊；"变色赤巴"居肝脏，改变七精三秽色；"能作赤巴"居心脏，欲望骄傲意志生；"能视赤巴"居目中，司理视觉看东西；"明色赤巴"居皮肤，润华肌肤生光泽。"培根"属土及水，著名藏医北派创始人南杰扎桑说："培为水，根为土的意思"，主要位于头部和胸部。其中"能依培根"居胸中，协助其他各培根，调节人体水与湿；"能碎培根"居胃部，磨碎、腐熟食物；"能味培根"居舌中，识别各味司味觉；"能足培根"居头部，司理五官知六识；"能合培根"居关节，联络关节主伸屈。由此可见，"隆""培根""赤巴"三种物质相互配合，联络周身，共同调节人体的正常生命及情感活动。

从中医角度讲，“隆”类似于中医所讲的“气”，主要指元气和宗气；“赤巴”为火，“培根”相当于“津液”。当人体受到外邪侵袭或自身功能发生障碍时，这三者就会变成“病邪”而致病。“赤巴邪”可引发各种热病、瘟病、疫病、血液病等热性疾病；“培根邪”可引发各种水湿停聚，例如水肿、臌胀、黄疸、淋病等寒性疾病；“隆邪”可引发一切气虚、气滞、气逆、气陷、气血不和等疾病，有寒热之分，因其性属“风”，故遇火则火更甚，遇寒则寒更坚。

至于治疗，藏医认为，药物的生长均与五源有关，其性、味、效也源于五源。五源中，土为生长之本源；水为生长之汁液；火为生长之热源；风为生长运行之动力；空为生长之空间。藏医将药物分为甘、酸、咸、苦、辛、涩六种，五源中土与水生出甘味，火与土生成酸味，水与火生出咸味，水与风生出苦味，火与风生出辛味，土与风生出涩味。“土”性药性重、稳、钝、柔、润、干，能使身体坚实，常用于治疗“隆”病；“水”性药性稀、凉、重、钝、润、柔、软，可滋润身体，故用于治疗“赤巴”病；“火”性药其性辛、锐、干、糙、轻、润、动，其功效为生热，能治疗“培根”病；“风”性药其性轻、动、寒、糙、燥、干，其动而不居，游走周身，可以强筋骨、通经络，用于治疗“培根病”“赤巴病”。“空”性药物统帅其他四源生的药物，遍行全身，能医治各种综合病症。

另外，藏医认为药物还有重、润、寒、钝、轻、糙、热、锐八性，柔、生、温、润、稳、寒、钝、凉、软、稀、干、燥、热、轻、锐、糙、动等十七种效能。一般而言，药性“生、润、寒、钝”者可治隆病热证和赤巴病；药性“轻、糙、热、锐”者可治隆病寒证和培根病。

【附】此篇文章为笔者对藏医基础理论的简要总结。文中所论均是对前人观点综合分析，非笔者个人之见。

关于“尿诊”

尿诊是藏医诊断方法的重要组成部分。藏医有一部著作名《医学四续》，由著名藏医学家宇妥·元丹衮波写成。该书对藏医的基本理论、人体的生理病理、疾病起因、变化、诊断、治疗、预后等都做了详细的论述，其后还附有对特殊诊断、特殊剂型及特殊治疗的简要论述。虽然受时代及文化差异的影响，一些理论看起来有些荒谬，但其中也不乏精彩的地方。笔者对藏医的了解大多来源于此书，且对“尿诊”一节颇感兴趣，故将其记录于下。

尿诊的理论基础是“三因”学说，它是隆、赤巴、培根三者运化功能的具体体现。尿液的生成过程为：饮食先由培根糜化，之后由赤巴进行消化，最后由隆运送至全身各处以吸收。精华部分由胃入肝形成血，“三因”又将血分化成精华、糟粕两种，糟粕储藏在胆囊中形成胆汁。胆汁又分精华与糟粕，其精华运化为黄水分布至全身，其糟粕称为“格亚”，通过输尿管进入膀胱，形成尿液中的沉淀物。食物中的水分则经过肾和尿道进入膀胱，形成尿液。《月王药诊》中言：“肝的糟粕将至肾，培根赤隆来运化，精华被隆再吸收，余乃行至肾脏中，隆赤培根重运化，精华藏于肾脉中，精华收于骨骼中，滋养软骨和骨骼，能使愉悦并维命，糟粕径直入膀胱，盛衰致使疾病生。”

此段说明，饮食营养经过脾胃的消化，一方面其糟粕经过肝胆、肾脏排泄，一方面其精微物质贮藏于肾，通过“隆”的作用营养全身。在其“糟粕”被排出体外的过程中，先后经过至热之脏（肝胆）和至寒之脏

（肾、膀胱），故而藏医认为，身体的寒热症状可以由尿液体现出来。

尿液的观察包括：在尿液热的阶段观察尿液的颜色、气味、蒸气、泡沫等；在尿液温的阶段观察尿膜和浮膜；在尿液凉的阶段观察尿液的变化、变化的时间，以及搅后回旋的情况。观察尿液的最佳时间是清晨太阳初升之时。

正常的尿液呈淡黄色，有尿骚味，尿液蒸气的多少、变化的时间、尿膜和浮膜的分布都很均匀，在蒸气消失后，尿液从边缘回旋，颜色清亮。

尿液如同池里的水，色清且稀者是隆型疾病；黄色是赤巴型疾病；白色是培根型疾病；红色为血病；灰白色为黄水症；紫色是培根木布病；混合色是合并证和赤巴病；红黄色，浓度大，有臭味为传经紊乱证；黑色或者彩虹色是中毒。

蒸气多者为热盛；蒸气少而持久的是隐热证或陈旧性热证；蒸气少、时间短的是培根、隆病的寒性疾病；尿液蒸气不稳定、忽多忽少是寒热混合证。

臭味大是热性疾病；无臭或臭味小是寒性疾病；尿液中闻到食物味道的是消化不良。

泡沫大、出现青色是隆病；泡沫小、出现红黄色是赤巴病；泡沫似口涎为培根病；泡沫呈现红色是血病；似彩虹是中毒；犹如鹞子捕鸽子状是扩散证。

尿膜如毛状是隆病；尿膜如羊毛团或水离者为赤巴病；尿膜似毫毛者为培根型寒性病；尿膜似云状为肺病；尿膜如脓液者为体内有脓液；尿膜如散沙状是肾脏病；尿膜似乳酪且漂浮在尿液表面是隆病扰乱了身体的寒热；尿膜厚是热证；尿膜薄是寒证。

浮膜薄腻是寒证；厚是热证；裂成块状是痞瘤病；如浮油状，用火烧之有焦烟味者无须治疗。

尿液在蒸气未消失就发生变化者是热证；尿液在蒸气消失变凉后发生变化者是寒证；尿液蒸气消失与尿液变化同时进行是寒热均匀。

尿液无厚薄之分，从边缘开始变化是寒证；从底部开始变化是热病初期；从边缘很快发生变化是陈旧性热病；从上部尿膜开始变化是寒热相攻。

热证溃散、寒证蔓延和鬼魔作祟的尿液没有变化，需从尿液回旋后的情况寻找病因。

【总结】热性尿液的颜色为红色或黄色，浓度大，气味臭，蒸气多，时间长，泡沫小而呈淡黄色，浮膜厚，尿液的中心聚集尿膜，蒸气未消失前发生回旋，回旋后呈紫色。

寒性尿液的颜色为白色或青色，尿液稀，蒸气和臭味皆小，泡沫大，浮膜与尿膜皆薄，尿液冷却后开始回旋，回旋后颜色发青，尿液稀。

真热假寒，尿液颜色白青，尿膜厚。

真寒假热，尿液颜色红黄，无尿膜。

隐热证，热性尿液变化慢，寒性尿液变化快。

病邪入里，热性尿液没有泡沫。

寒象蔓延，寒性尿液没有泡沫。

元气受损，热性尿液浮膜厚；寒性尿液底部没有融化。

此外还有一些死兆的尿液：尿液颜色似鲜血，有腐烂味，治疗无效者，是热性疾病的死兆；尿膜薄而不变者，死兆；尿液呈淡青色，无蒸气，无臭味，治疗无效者，是寒性疾病的死兆；尿液不稳定，是隆病的死兆；尿液颜色如亚大黄汁，是赤巴病死兆；尿液颜色如银朱，是血液病死兆；尿液似腐坏的乳汁，是培根病死兆；尿液颜色如墨汁，是中毒的死兆。

以上描述摘抄于《医学四续·后续续》。部分文字有所改动，但原文大意未变。

【附】本文论及尿诊，目的是为临床诊疗提供一个新的思路。临床中经常会遇到一些病性复杂、难以明确诊断的病案，或可以此作为切入点。对于尿诊的具体内容，《月王药诊》中专有《验尿》《验尿与四时》《验尿与时轮》《三境验尿》《九宫验尿法》五篇详细论述，有兴趣者可加以参详。

重病有轻取之法

"周晓沧乃郎品方，患冬温，所亲顾听泉知其体属阴亏。病非风寒也。不犯一分温升之品，而证不能减，势颇可危，乃虚怀转邀孟英诊之。曰：'所治良是也。'但于方中加贝母、杏仁、紫菀、冬瓜子等味，与之遂效。可见药贵对病，虽平淡之品，亦有奇功。孟英尝云：'重病有轻取之法'，于此可见。"（选自《王孟英医案》）

说到"重病轻取之法"，高建忠老师治案比比皆是，每一案都不禁令人叹服。

> 曾见老师治疗一位咳嗽的患者。男性，机关干部，四十多岁。时有咳嗽，咽痒、鼻痒、口干。患病3年之久，多方治疗无效。虽不影响日常生活，但总觉麻烦，时欲清嗓。后经朋友介绍，来找老师诊治。舌苔、脉象没什么特别，舌淡、苔薄白、脉弦。老师问过病人后，写了五味药：藿香9g、白芷6g、僵蚕9g、蝉蜕6g、川贝5g，开了7副。一周后病人来诊，说喝了药之后病竟全好了，这次带女儿来看鼻炎。

后来老师和我们提及此案时说道："本方主要是前四味药。但是病人患病时间过长，又多方诊治无效，你给他开一副药还不足一块钱，他肯定不理解，认为医生在骗人，还没吃药就认定这副药没效了，疗效必定大打折扣。所以又加了一味川贝。这味药药性平和，可清肺、可化痰、可润肺，甘凉还可以生津。还有一点，这味药稍微贵一点，四块多钱十克。病人一看，至少不会对这副药产生怀疑。治病先治心，这是医者必须考虑的。古代扁鹊也说，‘不信医者不医’。”

咳嗽达三年之久，多次治疗无效。虽不一定说得上是“重病”，但至少在其他治不好的医生眼里，也算是“疑难杂症”。但老师轻轻巧巧四味药，不足一块钱就将宿疾尽去，可见药不在多，贵在对证，重病也有轻取之法。

又见一患儿，5岁，西医诊断为病毒性脑膜炎。平素易感冒。刻诊：面黄，体瘦，身体矮小，纳食尚可，神情呆滞，精神痴傻，二便调。舌淡，苔白，脉缓。辨证为脾肾不足，方以调补脾肾为主。

【处方】生白术6g，鸡内金9g，焦山楂9g，太子参9g，鹿角霜6g，焦神曲6g，全瓜蒌9g。2周后复诊，精神、饮食明显好转。以生白术200g，鸡内金300g，鹿角霜200g，远志300g，研末。

嘱家属饭前以一匙药配以蜂蜜令患儿服下，长期调理。此后一年孩子竟鲜少发病，体质也强壮很多。

又见一患者，男性，78岁。因多器官功能衰竭入院，神志不清，呼之不应。身无汗，肢尚温，两日未行大便，腹部柔软。脉沉细。师以四逆承气汤下之，当夜大便得下，精神转清，隔日病愈出院。

【处方】熟附子12g（先煎），干姜9g，甘草3g，红参6g（另炖），生大黄6g（后下），枳实5g，厚朴5g，芒硝3g（冲服）。

方中药物剂量不大，却可挽危救逆，可见用药剂量不在重，而在配伍合宜。

又见一患者，女性，63岁，西医诊断为运动神经元病。患病3年，双下肢乏力、麻木、抽搐，冷热感交替，足底不适，行走困难。自觉腹中热，烘热汗出。口不渴，纳眠可，二便可。舌暗红，苔白黏，脉细弦数。辨证为津液气血不和，方以柴胡桂枝汤合当归四逆汤调和气血津液。

【处方】柴胡9g，黄芩12g，桂枝9g，赤芍18g，当归12g，细辛3g，通草3g，焦山楂15g，鸡内金15g，炙甘草6g，生薏苡仁24g，川牛膝24g。药后症状改善。再诊去山楂，加白术15g继服。

半月后诸症继续减轻。后转以小柴胡汤合四君子汤调理善后，坚持服药半年，病愈。

【附】上述所载各案均为不易之症，但老师均以轻药治之，疗效显著。常言“王道无近功”。然岂是王道无近功，不对证罢了。

“轻可去实”之我见

先前已简要论述过“重病有轻取之法”，但总觉意犹未尽，故又作此篇以赘述。

初时，笔者对“轻可去实”的理解局限于治疗上焦病。例如吴鞠通提出，“治上焦若羽，非轻莫举”。叶天士也说，“轻邪在上，必用轻清之药”。印象最深的是上学时授课老师多次说到的银翘散，“煎药时间不可过长，否则药过病所”。

北宋徐之才在《药对》中将药物分为十剂：宣、通、补、泄、轻、重、涩、滑、燥、湿。并说：“轻可去实，麻黄、葛根之属。”论中麻黄、葛根显然与银翘散并非一类药，以“轻清之药”理解似乎说理不通。翻阅李时珍《本草纲目》时，见其将“轻可去实”理解为“轻可去闭”，且对于“闭证”有表、里、上、下之分。在治疗上，遵《黄帝内经》“轻而扬之”之旨：闭在表者，以轻扬发汗之剂解表；闭在里者，以辛散之剂开结；闭在上者，一以辛凉之剂散之，银翘散之类；一以苦辛之剂开其痞，泻心汤之类；病在下者，一者陷者升之，补中益气汤之类；一者下病上治，肠腑不通求之于肺。可见此处进一步扩大了“轻剂”的应用范围。

之后在读书学习及跟师抄方的过程中，笔者发现“轻可去实”的实际应用远不止上述所论。故将所见所思归纳整理，兹记于下。

一、小儿患病，药少量轻

见一患儿，5岁，2013年4月5日就诊，咳嗽痰多一周，白痰，纳差，大便干，余无不适。查舌苔脉象，舌红，苔薄白腻，脉细弦。辨证为痰浊阻肺。方以清气化痰丸加减。

【处方】炒杏仁6g，全瓜蒌9g，黄芩4g，胆南星4g，浙贝母6g，姜半夏3g，陈皮3g，茯苓5g，枳壳6g，炒莱菔子9g，生甘草2g。5剂，水煎服，日一剂，分多次喂服。药后病愈。

【注】小孩患病，高建忠老师用药剂量皆轻。诚如《一得集》中所言：“小儿脏腑柔脆，药入不能运化，是以用药宜轻……药味亦不宜多，如药多而重，则药反过病，病必不能愈也。”此案中，患儿明显为痰证，“脾为生痰之源，肺为贮痰之器”，责之于肺脾两脏。从患儿的症状表现来看，可能更偏向于湿痰、寒痰，但老师用清气化痰丸以清肺，显然是偏于治热了。对此老师解释道：“小儿易实易虚，小儿痰证往往会蕴而化热，故不可一味治湿痰、寒痰，痰热最为多见。”至于方中半夏、陈皮等用量相对较少，老师解释说：“此二味偏于温燥。”

二、虚人患病，用药宜轻

见一孕妇，孕27周，恶心呕吐频发，饮食不能入，精神疲倦。很多医者皆以孕期为由不建议用药，但患者为病所苦，前来诊治。老师嘱其以苏叶、黄连两味药泡水饮用，呕吐竟止。

又见一患者，男性，60岁，2013年4月12日就诊。既往高血压、冠心病病史20余年，常感心慌、胸闷，偶有心前区压榨性疼痛。2月前，因“脑梗死”住院治疗。刻诊：轮椅入诊室，形体消瘦，精神疲倦。头昏如盖，头晕，双下肢乏力，时有双手指不自主颤动。双侧胁肋部分布带状疱疹，疼痛。纳少，眠差，大便干。查舌苔脉象，舌暗红，苔黄白腻，脉虚弦。辨为“郁证”，方以越鞠丸加减。

【处方】川芎9g，苍术12g，香附12g，栀子12g，焦山楂15g，全瓜蒌15g，薤白12g，天麻12g，炒莱菔子12g，桔梗12g，枳实12g，鸡内金12g。7副，水煎服。

药后诸症缓解，后改方调理善后。

【注】此案病情复杂，若以常规辨证论处，辨为“郁证”显然不合时宜。但朱丹溪说：“百病皆生于郁”，此案中老师以越鞠丸为开手方，疗效也颇为显著。可见虚人久病者，治病不可循常规，可投以轻巧。分析此案，患者上见头晕、头昏如盖，中见纳少、胁肋疼痛，下见便秘；既见风动之手指颤动，又见瘀滞之胸闷疼痛。但舌苔偏腻，此为中焦不运，故老师治以中焦。越鞠丸的着眼点也在中焦，主要辨在舌苔。此案用越鞠丸合升清降浊为治或许有“投机取巧”之嫌，但久病不治、虚人不治，用的就是“巧”。此即四两拨千斤之意。

三、初感病邪，轻药疗疾

张从正在《儒门事亲》中提及：“所谓轻剂，风寒之邪，始客皮肤，头痛身热，宜轻剂消风散。”蒲辅周老先生在提及治外感病初期、寒热症状不甚明显时也说到，可将各经解表药合而用之，轻清解表。

见老师治疗一感冒发烧的患者，男性，36岁，2012年11月11日就诊。自诉昨日下午受凉后发热，自服退烧药后体温降至正常。刻诊：精神欠佳，身微热，无恶寒，少许咳嗽，无咳痰。身重乏力，纳欠佳，二便调。舌淡，苔白，脉略浮。

【处方】柴胡9g，黄芩6g，金银花9g，连翘9g，荆芥9g，防风6g，僵蚕9g，蝉蜕6g，苍术9g，浙贝母6g，杏仁6g，生甘草3g。服药2剂，病愈。

【注】对于风寒表证老师选用麻黄汤或桂枝汤时，麻黄、桂枝用量一般较小，常加入羌活、独活或荆芥、防风以解表，此合《黄帝内经》“轻而扬之”之意。对此老师的解释是：“麻黄、桂枝过于温燥，对于小孩、阳虚、老年、久病、素体羸弱之人多有不宜，但若加入疏风之品减其温燥之性，使全方主要用于开表解肌，麻黄汤、桂枝汤的使用机会就会增加很多。”

四、邪在上焦，清而扬之

见一患者，女性，21 岁，2014 年 1 月 12 日就诊。11 日下午开始无明显原因出现咽痛，咳嗽，无发热身痛，无汗出，无腹部不适。纳食差，二便调。舌红，苔薄，脉缓。辨证为邪犯上焦，方以银翘散加减。

【处方】金银花 9g，连翘 9g，竹叶 6g，荆芥 6g，牛蒡子 6g，淡豆豉 6g，薄荷 9g，桔梗 6g，芦根 6g，射干 6g，生甘草 3g。1 剂病愈。

【注】此案只有“咽痛、咳嗽”见症，虽见纳差，但腹无不适，二便正常，知纳差因咽痛之故。表证、里证、寒证、热证，似乎都不是很明显，这就使辨证难以入手。老师因患者但见上焦症状，中、下二焦未见不适，从三焦辨证入手，辨以上焦证，以银翘散辛凉解之，一剂病愈，可见辨证之精准。

五、湿邪郁表，投以轻剂

在谈到三仁汤与麻黄汤的区别时高建忠老师说道，三仁汤证是湿邪郁表，麻黄汤证是寒邪郁表。两者都可以出现无汗，但三仁汤症见身重、乏力，或周身莫可名状的不适，麻黄汤主要见身痛。两者之辨在于舌苔。

见一患者，男，58 岁。2012 年 10 月 18 日就诊。主诉发热 2 周。近 2 周来周身憋困不适，莫可名状。每日午后开始发热，恶寒、无汗，最高体温达 38.9℃。伴咽痛，时有咳嗽。纳食尚可，睡眠差，大便偏干。查舌苔脉象，舌暗红，苔白腻，脉沉缓。辨证为湿郁肌表，气机不畅。方以三仁汤合升降散化裁。

【处方】炒杏仁 12g，白蔻仁（后下）6g，生薏苡仁 15g，姜半夏 9g，厚朴 9g，通草 3g，滑石（包煎）15g，竹叶 6g，蝉蜕 6g，桔梗 9g，炒莱菔子 12g，鸡内金 15g，炒苏子 12g。5 剂，水煎服。

2012 年 10 月 22 日二诊。服上方后恶寒、发热明显减轻，大便正常。现有少许口干，晨起口苦。于上方中去莱菔子、鸡内金、炒苏子，加柴胡 6g，黄芩 9g，继服 3 剂。药后病愈。

六、胃气薄弱，轻以缓之

易水张先生有一方枳术丸，方由白术二两、枳实一两组成，治痞、消食、强胃。方中白术“本意不取其食速化，但久令人胃气强实，不复伤也。”此方源于张仲景的枳术汤，原方治脾虚水饮内停。此处改汤为丸，峻下之力已和缓。但临床中老师仍觉枳实偏于“攻伐”，取张锡纯资生汤之意，易枳实为鸡内金，使全方更为平和，常用于小儿、老人及脾胃素虚之人，对于虚不受补者，也常以此方代之，或用丸药。

见一患者，男，62 岁。2014 年 5 月 8 日就诊。主诉腹胀、腹泻半月余。腹胀、腹泻，泻下秽臭，每日 5～6 次。纳食差，不喜饮水，食后反酸，饱食则胃胀，按之不痛。舌暗红，苔黄腻，脉弦滑。辨证为中焦湿热证，方以半夏泻心汤化裁。

【处方】姜半夏 9g，干姜 6g，黄芩 9g，黄连 6g，生白术 15g，鸡内金 12g，吴茱萸 3g，炙甘草 3g。7 剂，水煎服。

2014 年 5 月 15 日二诊。药后腹泻次数减少，纳食仍差，原方继服 3 剂。

2014 年 5 月 18 日三诊。腹痛腹泻消失，纳食好转，于原方中去白术、鸡内金，加党参 12g，继服。

2014 年 6 月 20 日四诊。上次服药后病愈，自行停药。近两年来容易感冒，时有脘腹不适，腹胀、腹泻。汗出较多，精神欠佳，纳食差。希望服中药调理。查舌苔、脉象，舌淡紫，苔黄中厚腻，脉沉弦偏迟。辨证为脾虚湿滞，方以升阳益胃汤化裁。

【处方】炙黄芪 90g，党参 30g，炒白术 60g，茯苓 40g，姜半夏 40g，陈皮 40g，防风 10g，炒白芍 60g，柴胡 10g，羌活 10g，独活 10g，黄连 10g，生薏苡仁 60g，焦神曲 30g，泽泻 40g，生山药 60g，炙甘草 40g。1 剂，炼蜜为丸，每丸 12 克，早晚空腹各服 1 丸。

药后精神、饮食好转，汗出减，腹痛、腹泻鲜少发作，身体康健。

【注】此案中，初以“白术、鸡内金”代“人参”，考虑久泻、纳少，胃气受损，虚不受补；后以丸剂代汤剂，每服药物仅 12 克，体现了“慢病缓治、轻治”的原则。岳美中教授在谈及“慢病轻治”时说道：“久病胃气本来就弱，又以旷日持久，辨证无误，用药无误，但如果剂量太重，

则不仅不能取效，还可能因重伤胃气，反添枝蔓。”

七、寒湿内盛，轻清升散

在《内外伤辨惑论·卷中》的最后，李东垣有一例自治案，原文如下。

予病脾胃久衰，视听半失，此阴盛乘阳，加之气短，精神不足，此由弦脉令虚，多言之过，皆阳气衰弱，不得舒伸，伏匿于阴中故耳。癸卯岁六七月间，淫雨阴寒，逾月不止，时人多病泄痢，湿多成五泄故也。一日，予体重，肢节疼痛，大便泄并下者三，而小便闭塞……今客邪寒湿之胜，自外入里而甚暴，若以淡渗之剂利之，病虽即已，是降之又降，复益其阴，而重竭其阳也，则阳气愈削，而精神愈短矣，阴重强而阳重衰也，反助其邪之谓也。兹以升阳之药，是为宜耳。羌活、独活、升麻各一钱，防风半钱，炙甘草半钱……一服乃愈。大法云：寒湿之胜，助风以平之。又曰：下者举之。此阳气升腾故愈，是因曲而为之直也。

【注】此案久病泄泻，寒湿内盛，《黄帝内经》中言：“治湿不利小便，非其治也。”但东垣认为利小便之品淡渗伤阳，久泻阳气已亏，淡渗更伤其阳，虽泄泻可止，但预后不良。故取“下者举之”之意，“助风药以平之”，效如桴鼓，一剂病愈。

八、证情疑似，轻剂试探

此论最为著名的是大、小承气汤的鉴别。《伤寒论》第221条：“阳明病，潮热，大便微硬者，可与大承气汤；不硬者，不可与之。若不大便六七日，恐有燥屎，欲知之法，少与小承气汤，汤入腹中，转矢气者，此有燥屎也，乃可攻之；若不转矢气者，此但初头硬，后必溏，不可攻之，攻之，必胀满不能食也。欲饮水者，与水则哕。其后发热者，必大便复硬而少也，以小承气汤和之。不转矢气者，慎不可攻也。”

【注】条文中首先指出使用大承气汤的必要条件为阳明病、潮热、大便硬。当不确定是否可用大承气汤时，可少与小承气汤。“少与”，不是一副，可能是一口或是几口。如果有矢气，可攻；无矢气，不可攻。对于寒证，需用温法，理中、四逆辈；对于下后又发热者，以小承气汤调和

之，此时小承气汤已不是轻剂试探，而是轻剂调和了。

总结：上面从八个方面讨论了“轻剂”的使用范围。总的来说，“轻剂”包含以下几层含义。

一、剂量轻；二、药味少；三、药性轻清；四、药性升散；五、选方轻巧，不落俗套；六、功用平和；七、试探用药；八、治之以缓。

“其脉如平”之思考

张仲景《伤寒杂病论》和《金匮要略》两卷中，明确提及“平脉”的有以下几条。

“吐利发汗，脉平，小烦者，以新虚不胜谷气故也。”（《伤寒论》）

“支饮亦喘而不能卧，加短气，其脉平也。”（《金匮要略》）

“温疟者，其脉如平，身无寒但热，骨节疼烦，时呕，白虎加桂枝汤主之。”（《金匮要略》）

“下利三部脉皆平，一云浮，按之心下坚者，可下之，宜承气汤。”（《金匮要略》）

“妇人得平脉，阴脉小弱，其人渴，不能食，无寒热，名妊娠，桂枝汤主之。”（《金匮要略》）

上学时，老师们讲解“平脉”多以“平和之脉”“正常人的脉象”作解。后来笔者读书时，在此基础上增加了“本病相得之脉”这一解释。即“平”为“平常”“无特殊”之意。近来再次细细分析上述条文，发现并非如此。

一、先来说霍乱

“吐利发汗”“脉平”“小烦”，刘渡舟认为，此处“脉平”是阴阳平和之象。考《伤寒论·辨霍乱病》条文，明确提及脉象的只有四处：第一处为了与“伤寒”相鉴别，提出“其脉微涩”；第二处说到霍乱吐利后伤津伤血的脉象为“脉微”，当用四逆加人参汤；第三处说到霍乱吐泻后津液大伤的脉象为“脉微欲绝”，此时再无可吐可下之物，需阴阳双补；最后就是上面所提到的“脉平”。

在理中汤及五苓散条下，张仲景没有提及脉象，在紧接着的桂枝汤条下，张仲景也没有提及脉象。

“霍乱，头痛，发热，身疼痛，热多欲饮水者，五苓散主之；寒多不用水者，理中丸主之。”

“吐利止而身痛不休者，当消息和解其外，宜桂枝汤小和之。”

此三条说明了一个问题，条文所述病情是霍乱向愈的一种倾向。首句提到霍乱，“呕吐而利，名曰霍乱”。可见当有呕吐、下利。其“头痛、发热、身痛”等症状类似于伤寒，但与伤寒不同，可知其脉为“微而涩”。桂枝汤小和之是理中汤的善后方，此时脉象当有所改变，但张仲景并未明确标出，推测与“脉微而涩”无明显出入。

“吐利汗出，发热恶寒，四肢拘急，手足厥冷者，四逆汤主之。”

“既吐且利，小便复利而大汗出，下利清谷，内寒外热，脉微欲绝，四逆汤主之。”

“吐已下断，汗出而厥，四肢拘急不解，脉微欲绝者，通脉四逆加猪胆汁汤主之。”

此三条说明了一个问题，条文所述病情是霍乱向不治转化的一种倾向，阳损及阴。“吐利汗出，发热恶寒，四肢拘急，手足厥冷”条文中未提及脉象，为什么，因为此属少阴病。属少阴病者脉象并无特殊，故仲景未列出。“少阴之为病，脉微细，但欲寐。”可知此处脉象为“脉微细”。

最后，仲景来了一条总结性的论述，“脉平”“以新虚不胜谷气”。吐利、汗出之后必伤及阳气津液，此时见“小烦”，当为津亏更甚。既“新虚不胜谷气”，必然有邪正交争的变化，此时怎么能够说是“阴阳平和”？另一方面，从张仲景写作手法考虑，若果真是“阴阳平和”之脉，张仲景完全没有必要刻意提出，这是第一个疑惑。

二、其次来说饮证

对于“饮证”的脉证，《金匮要略·痰饮咳嗽病脉证并治》开篇便有提及。“脉双弦者，寒也，皆大下后善虚；脉偏弦者，饮也。”“脉浮而细滑，伤饮。”可见饮证的脉象为“偏弦”，即只有一边为弦脉。当然也有病之轻者，“脉浮而细滑”，这是饮证初期病邪尚轻的表现。

“肺饮不弦，但苦喘满短气。”不弦，什么脉象？下一条紧接着说道：“支饮亦喘而不能卧，加短气，其脉平也。”可以这样理解，“肺饮”与“支饮”均有喘满、短气见症。如果将“肺饮”与“支饮”看作同一类疾病，即肺饮不弦，其脉平也。“脉平”就是对“其脉不弦”的一种解释。那么为什么要专门列出来呢，因为饮证多为“弦脉”。此时病邪尚轻，故而不弦。很多医家据此认为“平脉”即经脉气血未伤，脉象上无明显变化。但若果真无脉象变化，前面一条“脉浮而细滑，伤饮”就没有叙述的意义了。故此处笔者认为，平脉当为“脉浮而细滑”。这是第二个疑惑。

三、再来说疟病

《金匮要略·疟病脉证并治》篇说道，“疟，脉自弦，弦数者多热，弦迟者多寒，弦小紧者下之差，弦迟者可温之，弦紧者可发汗、针灸也。浮大者可吐之，弦数者风发也，以饮食消息止之。”可见疟病的脉象为“弦脉”。本篇中，除“温疟”之外再无论述脉象。若依总论而言，对于“疟母”，“其结为癥瘕”，为弦脉；对于“瘅疟”，“阴气孤绝，阳气独发，则热而少气烦冤，手足热而欲呕”，脉象弦数；对于牡疟，“疟多寒者”，脉象弦迟。而对于温疟，“身无寒但热，骨节烦疼，时呕”。《素问·疟论》说：“此先伤于风而后伤于寒，故先热而后寒也，亦以时作，名曰温疟。”可知，若脉象无特殊，当为弦数或弦紧数。但张仲景在此明言“其脉如平”，“平”是“无特殊”的意思吗？这是第三个疑问。

四、再来说下利

《金匮要略·呕吐哕下利病脉证并治》中对于“下利”用大承气汤下之有三条论述。

“下利三部脉皆平，按之心下坚者，急下之，宜大承气汤。”

“下利脉迟而滑者，实也，利未欲止，急下之，宜大承气汤。”

“下利脉反滑者，当有所去，下乃愈，宜大承气汤。”

“平脉”一条特意指出需“急下之”，可见症候较为凶险。结合后两条对脉象的描述，即便屡次下之仍可见“滑脉”，知为病属邪盛正不虚，或邪盛为急，需先祛邪。故而，三部脉皆平者，为三部脉皆实之意。试问，平人之脉为和缓有力，何以能到“急下之”的地步，这是第四个疑问。

五、最后来说妇人病

妇人的妊娠恶阻一般较严重，常因冲脉上逆犯胃所致。此时胃气上逆，脉象怎可能是平和之脉。就妊娠妇人本身而言，脉滑有力为其常，难道反因呕吐脉象变得和缓了？此处不能理解。另外条文中明言：“阴脉小弱”，阴弱必然阳强，如何平和？这是第五个疑问。

后笔者读到一篇文章，见其中将“平”作“抨”讲，发觉此意用于上述各条文文理皆通，深以为是，故记录于下。

“查‘平’古与‘抨’‘拼’同，作弹讲。《集韵》：‘拼，古作平。’《一切经音义·十二》：‘拼，古文抨同。’段玉裁《说文解字注》曰：‘抨，弹也，弹者，开弓也。’《广雅》曰：‘弹，拼也，拼即抨，布茎切。’《玄应》曰：‘抨，弹绳墨也’；按，孟康《汉书注》曰：‘引绳以抨弹’。”①

由此可知，“平脉”当作“抨脉”讲，有抨弹、鼓动、浮滑之意，为实脉，有祛邪向外的倾向，是邪正相争较为剧烈的阶段。于是，霍乱病篇

---

① 张正昭，耿鉴庭．谈张仲景著作里的“平”脉［J］．河南中医，1983（6）：13－14.

的“脉平”可理解为“浮数”；饮证病篇的“脉平”可理解为“浮滑”；温疟病篇的“脉平”可理解为“弦数”；下利病篇的“脉平”可理解为“沉紧”；妇人篇的“脉平”可理解为“滑数”，等等。

附：“平脉”一字的差异，体现了古今语言环境的差异。若以古人的思想来解释此脉，或许并无不妥，但今人释之却多有困惑。可见学医者，需通古文。此言不假。

病轻药重，徒生他邪

发烧、咳嗽、咽痛、头痛、大便困难、不想吃饭、睡不着觉……临床中，这些是最常见的疾病，也是患者最为苦恼的疾病，同样也是医者最容易误治而不自知的疾病。“冰冻三尺，非一日之寒”，很难说一些无法治愈的疾病不是由这些小病积累而成的。

曾见一个患儿，女，5 岁。患发热、咳嗽 2 天，夜间最高温度达 39.8℃。伴有咽痛、纳差、精神不振。家人请医生诊治，医生给开了 3 副药。

【处方】 柴胡 20g，石膏（先煎）30g，连翘 15g，大青叶 15g，板蓝根 10g，牛蒡子 10g，射干 10g，虎杖 15g，杏仁 10g，牛黄粉（冲服）5g，桔梗 10g，甘草 5g。

喝了两天，小孩烧退了，但是咳嗽反反复复一个多月未愈。家人很是着急，后经朋友介绍来找高建忠老师就诊。

【刻诊】 反复咳嗽、咽痛 1 月余。精神差，痰多，纳差，大便干。舌质淡红，苔薄白腻，脉细缓。辨证为久病伤阳，寒痰阻肺，肺脾不和。方以小青龙汤合升降散加减。

【处方】生麻黄1g，桂枝1g，干姜1g，细辛1g，五味子3g，姜半夏3g，生白芍3g，鸡内金9g，焦山楂6g，全瓜蒌6g，僵蚕6g，蝉蜕6g，浙贝母4g，炙甘草1g。4剂，水煎服，日1剂。

服药后患者咳嗽减轻，吃饭、大便好转。仍有咽痛，夜间咳，有痰。舌淡红，苔厚白腻，脉细缓。辨证为痰浊中阻，气机不畅，治疗上以治肺转以治脾。

【改方】姜半夏4g，陈皮4g，茯苓4g，桔梗4g，干姜1g，细辛1g，五味子2g，浙贝母6g，全瓜蒌9g，僵蚕6g，蝉蜕6g，射干6g，生甘草1g。3剂，水煎服，日1剂。

药后病愈。其后患者反复发热、咳嗽，流清涕，每于天气变冷时更加容易发作，每次发作都来找高老师调理。

【又】咳嗽一周，加重伴发热4天，身痛，纳差，精神差，不大便。舌质淡，苔白腻，脉浮缓。患者有里阳虚损的根本，外有风寒束表，内有饮食积滞，以疏风解表为先，兼以化滞。

【处方】焦山楂20g，生麻黄1g，炒杏仁4g，蝉蜕6g，牛蒡子9g，全瓜蒌9g，桔梗6g，僵蚕6g，生甘草1g，柴胡6g。一剂便通热退。转以顾护根本，生麻黄1g，桂枝1g，干姜1g，细辛1g，五味子3g，姜半夏3g，生白芍3g，鸡内金6g，全瓜蒌6g，僵蚕4g，蝉蜕4g，射干3g，炙甘草1g。四剂咳止病愈。

【分析】在家属问及孩子的情况时，老师曾说“孩子这种反反复复发烧、咳嗽的状态会持续很多年”，嘱咐家长尽量不要给孩子吃寒凉的食物，西瓜、梨、香蕉、葡萄等都是禁忌。

小孩初患发热、咳嗽、咽痛，为典型的风热犯肺的表现。前医因高烧、咽痛投以大剂量清热解毒之品，虽热退，却伤及在内之阳气，故致咳嗽逾月未愈。之后老师处以小青龙汤为救偏之方，再诊不易姜、辛、味三药也是为了顾护在里之阳虚。其后患者反反复复发热、咳嗽也是这个原因。

至于先前医者的处方，大剂量柴胡、石膏可以退热是有现代药理学依据的；牛黄粉治疗小儿高热古已有之；连翘、大青叶、板蓝根、虎杖清热解毒治疗咽痛也有明文可查。只是这些药物合方用之效果却大打折扣，甚至预后不佳。可见单药不成方，一些事情并非你足够努力就可以达到目的，方向很重要！此方最大的弊端在于太过寒凉，而医者处方的宗旨也只是在于退热。老师常说："对于发烧的患者重点不是退烧，而是让它不会发烧。这并非是讲求徐徐图之，而是在于明确的审证辨方。像感冒这种病若是放在古代，一剂药烧退不下来，绝对会被人骂作庸医，哪里会有如今这么宽容。"

值得反思。

再来看一则案例。

杨某，男，36岁，2013年3月5日就诊。发热5天，周身困重，畏寒，无汗，午后发热，体温最高达39℃。口干、口苦，纳食尚可，大便干。舌红，苔腻，脉细弦缓。辨证为风湿困表。方以九味羌活汤化裁。

【处方】羌活9g，防风9g，苍术9g，滑石（包）18g，柴胡12g，黄芩12g，金银花15g，牛蒡子15g，桔梗12g，生甘草3g。2剂病愈。

【注】本案从周身困重、无汗、午后发热、大便干、舌苔腻入手辨为风湿困表，方选九味羌活汤化裁。方中柴胡、黄芩、金银花、连翘均为助羌活、防风开表而设；因口干、口苦，柴胡、黄芩也有和解少阳的意思；大便干因肺气不宣之故，桔梗、牛蒡子一升一降以利肺，且牛蒡子也有滑泻的作用。观方中用药，即使壮年之人剂量也并不太大，亦不敢轻投苦寒之品以退热，何况是小孩？

病重药轻，贻误病机

——肠咳治案一则

处方用药固然不可孟浪，但有时病情需要，也非大剂、峻猛之剂不可。印象最深的是本科时背诵的增液汤的方歌：“补药之体作泻剂，若非重用不为功。”

后世皆知叶天士用药以轻清著称，方中药物剂量多以“钱”“分”计量，但叶天士也有用大剂量者。在叶天士《临证指南医案》中载有一案：“张四二，劳力伤，左腿骨麻痛。生虎骨四两，当归二两，五加皮二两，仙灵脾二两，牛膝二两，独活一两，白茄根三两，油松节二两，金毛狗脊八两。”叶天士方中，剂量用至“两”的很少。此案出自《腰腿足痛》篇，案中明言为“劳力伤”，可见素体至虚，非重补不为功。

吴鞠通师宗叶天士，用药剂量也以轻小为主。然其在《吴鞠通医案》中有这样一则案例：“秀氏，三十二岁，产后不寐，脉弦呛咳，与《灵枢》半夏汤，先用半夏一两不应，次服二两得熟寐，又减至一两仍不寐，加至二两又得寐，于是竟用二两，服七八帖后，以《外台秘要》茯苓饮收功。”又有一例，是吴鞠通的自治案：“丁巳六月十三日，时年四十岁。先暑后风，大汗如雨，恶寒不可解，先服桂枝汤一帖。为君之桂枝用二两，尽剂毫无效验。次日用桂枝八两，服半剂而愈。”虽清代的度量衡与汉代不同，但上述两案中，吴鞠通用药剂量在他自己的处方中，已是很大了。可见“用药以胜病为主，不拘分量之多少”。（《医学衷中参西录》）

对于皮肤病的患者，张英栋主任和欧阳卫权主任都会用到大量的细辛

或桂枝。笔者所见桂枝最大用至100g，细辛最大用至90g，这是在一副药中的剂量。问之皆言细辛是为通窍，桂枝是为发汗，很多皮肤病的患者微微出点汗皮损会减轻很多。为此，张英栋主任还特意提出了“广汗法”。

临床中，对笔者影响最深的是以下一案。

王某，男，52岁，2015年10月15日住院治疗。咳嗽，气喘，喉中痰鸣，咳痰无力，咳甚时二便自遗，泻下黏滞秽臭。入院时患者呈嗜睡状态，呼之可应，语声低微，四肢冰冷。入院以来持续进以平喘固本汤加减调理，结合西药对症治疗。10月20日夜间病情加重。

刻诊：意识不清，呼吸急促，喉中痰鸣，口唇青紫，四肢冰冷，腹部胀满。急予床边吸痰及无创呼吸机辅助通气。同时与家属沟通必要时需行气管切开，家属表示拒绝。请ICU医生会诊，建议转重症病房，家属也表示拒绝。因其口气秽臭，脉象有力，（舌象未及）；腹部膨胀，按之坚硬，似有肿物，值班医生多次以小剂量大承气汤灌服，但无明显疗效。会诊医生建议用三物备急丸通腑逐饮。予大黄20g，巴豆10g，干姜20g煎汤，并另炖红参30g以备用。服药2h泻下稀烂便3次，量多，夹有黏浊痰液，腹部膨胀减轻，呼吸急促缓解；后进以红参固本，病情基本稳定，肢体回温，夜间安静。次日病情平稳，未再恶化，调理一周后出院。

此案为古籍中所载的“肠咳”，笔者在实习期间仅见此一例。《素问·咳论》篇中载：“人与天地相参，故五脏各以治时，感于寒则受病，微则为咳，甚者为泄为痛……肺咳不已，大肠受之，大肠咳状，咳而遗矢……肾咳不已，则膀胱受之，膀胱咳状，咳而遗溺。”本案患者咳甚时二便自遗，准确来说属肠咳和膀胱咳。患者初诊即见喉中痰鸣，泻下秽臭，为痰浊阻遏气机；虽咳痰无力、语声低微、四肢冰冷，但脉象有力，说明这些为气机不畅、阳气不布的表现。但连续进补，补愈留邪，最终病情加重。三物备急丸是一张救急方，主治“心腹胀满，冷痛如锥刺，二便不通，舌苔白滑浊腻，脉沉紧有力，甚则神昏肢厥，气急口噤”。虽药性峻猛，但用之得宜也可救人性命，此案用之有“通因通用”之意。明代吴昆对此方解释为：“饮食自倍，冷热不调，腹中急痛欲死者，急以此方主之。脾胃以饮食而养，亦以饮食而伤，故饮食自倍，填塞至阴，上焦不行，下脘不通，则令人腹痛欲死。经曰：升降息，则气立孤危，是也。以平药与之，性缓无益于治，故用大黄、巴豆夺门之将军以主之；佐以辛利之干姜，则其性益速而效益捷矣。”归结于此案，患者并非饮食所伤，乃过补留邪；用方也不在使其泻下，而在使气机升降得宜。正如《绛雪园古方选注》中所说：“（此方）妙在生大黄与生干姜同捣，监制其直下之性，则功专内通于心，外启胃之神明，协助心神归舍，却有拨乱反正之功”。至于有文献载巴豆中的有效成分不溶于水，汤剂用之等同没用的观点，笔者未曾考究，不敢妄言。

【注】此案实属凶险，可以说如果未用此方，家属又不积极治疗，患者很难度过危险期。从另一方面讲，医者用此方也需胆大心细，精确辨证，否则恐病不伤人，反食药害人。在用此方之前，医者先后投以数剂大承气汤，只是剂量较小，毫无寸功，反使寒邪内聚，更加闭阻气机。可见病重药轻者，并不是单指用药的剂量，还包括药性。

浅谈“支饮作痹”

张仲景《金匮要略》中，有两处论到饮证与痹证的关系。

“胸中有留饮，其人短气而渴，四肢历节痛，脉沉者，有留饮。”

“服青龙汤下已，多唾口燥，寸脉沉，尺脉微，手足厥逆，气从小腹上冲胸咽，手足痹，其面翕然热如醉状，因复下流阴股，小便难，时复冒者，与茯苓桂枝五味甘草汤，治其气冲。”

紧接着，张仲景列出了四张此方的加减方。

“冲气即低，而反更咳，胸满者，用桂苓五味甘草汤，去桂加干姜、细辛以治其咳满。”（苓甘五味姜辛汤）

“咳满即止，而更复渴，冲气复发者，以细辛、干姜为热药也。服之当遂渴，而渴反止者，为支饮也。支饮者，法当冒，冒者必呕，呕者复内半夏，以去其水。”（苓甘五味姜辛半夏汤）

“水去呕止，其人形肿者，加杏仁主之。其证应内麻黄，以其人遂痹，故不内之。若逆而内之者，必厥，所以然者，以其人血虚，麻黄发其阳故也。”（苓甘五味姜辛半夏杏仁汤）

“若面热如醉，此为胃热上冲熏其面，加大黄以利之。”（苓甘五味姜辛半杏大黄汤）

此方与小青龙汤颇为相似。小青龙汤去麻黄、桂枝、白芍即为此类方。小青龙汤方后有一加减法：若喘者，去麻黄，加杏仁。小青龙汤治疗外寒内饮或肺中素有停饮之证。高建忠老师认为，此方中恒不可去者，干姜、细辛、五味子，此三者为温肺化饮的基本组合。

研究生实习时，笔者曾跟欧阳卫权主任门诊，见其治疗皮肤病若舌苔水滑、病损部位偏于下肢者多用麻杏苡甘汤化裁，或苓甘五味姜辛汤系列方加祛风胜湿、清热解毒之品治疗。提到苓甘五味姜辛汤和小青龙汤的区别时，欧阳主任曾说：“小青龙汤偏于治上和治表，苓甘五味姜辛汤偏于治下和治里。”

不管是麻杏苡甘汤还是苓甘五味姜辛汤系列方，毫无疑问，它们的着眼点都在于肺。既然可以治疗在下之皮肤病，是否也可以治疗在下之痛风痹证呢？答案应该是肯定的。

《金匮要略》还有两张类似的处方，一张是治疗“病者一身尽痛”的麻杏苡甘汤；一张是治疗腰以下冷痛的甘姜苓术汤。对于麻杏苡甘汤的运用，吴鞠通多有发明，后文有述。对于甘姜苓术汤，与上方相比，虽由治肺转以治肾，但干姜、甘草辛甘化阳的组合未变；茯苓、干姜温化饮邪的组合未变；茯苓、甘草淡渗健脾的组合未变。条文中明言：“胸中有留饮……四肢历节疼痛”，可见“支饮作痹”，其治在肺。这是温肺化饮的一面。

后世医者对“支饮作痹”的解释均遵《黄帝内经》“痰沫作痛”之论，将其释为痰浊为患，代表人物如朱丹溪。他开创了治“痹证”从痰论治的先河。《丹溪心法》中载：“因于痰者，二陈汤加酒炒黄芩、羌活、苍术……大法之方，苍术、川芎、白芷、南星、当归、酒黄芩。”可见其对“痰浊”的重视；喻嘉言也说“风、寒、湿三痹之邪，每借人胸中之痰为相援……以浊痰不除，则三痹漫无宁宇也。”明代李梴在《医学入门》中更是直接立方：“留饮四肢，气短脉沉，久则令人骨节蹉跌，宜导痰汤加减。”即使最先提出“支饮作痹”观点的陈无择，也多是从“痰证入手”，《叙痹论》痰饮篇下有一方控涎丹，对于此方的运用陈氏明言：“凡人忽患胸背、手脚、颈项、腰胯隐痛不可忍，连筋骨，牵引灼痛，坐卧不宁，时时走易不定……此乃是痰涎伏在心膈上下，变为此疾”，是“由荣卫不清，气血败浊，凝结而成也”，完全忽视了“饮证作痹”的特点。

后读《温病条辨》，反而见吴鞠通对此多有论述。

《吴鞠通医案》中较多记录有这样一类痹证：患者见肢体、关节等处的酸楚、重着、麻木，同时伴有心悸、短气、咳喘、腹满、呕吐、胁下牵引作痛、肢体浮肿、小便短少等饮邪内停的表现。吴鞠通称其为“三焦气化不利”，属于痰饮夹痹证。对于此类疾病的治法，吴鞠通表示：“若泛用治湿之药，而不知循经入络，则罔效矣。”为此吴鞠通立有三方，宣通经络的宣痹汤，入脏腑、通五脏的薏苡竹叶散方和杏仁薏苡汤。此三方皆由三仁汤化裁，重点在于治肺，其中一句“气不主宣”点明了此病的关键。“盖肺主一身之气，气化则湿亦化”是也。原文记录如下。

“湿聚热蒸，蕴于经络，寒战热炽，骨骱烦疼，舌色灰滞，面目萎黄，病名湿痹，宣痹汤主之。”

宣痹汤方（苦辛通法）：防己五钱，杏仁五钱，滑石五钱，连翘三钱，薏苡五钱，半夏（醋炒）三钱，晚蚕沙三钱，赤小豆三钱。

“湿郁经脉，身热疼痛，汗多自利，胸腹白疹，内外合邪，纯辛走表，纯苦清热，皆在所忌，辛凉淡法，薏苡竹叶散主之。”

薏苡竹叶散方（辛凉淡法，亦轻以去实法）：薏苡五钱，竹叶三钱，飞滑石五钱，白蔻仁一钱五分，连翘三钱，茯苓块五钱，白通草一钱五分。

“风暑寒湿，杂感混淆，气不主宣，咳嗽头胀，不饥舌白，肢体若废，杏仁薏苡汤主之。”

杏仁薏苡汤（苦辛温法）：杏仁三钱，薏苡三钱，桂枝五分，生姜七分，厚朴一钱，半夏一钱五分，防己一钱五分，白蒺藜二钱。

方中常见的组合杏仁、滑石、薏苡仁、防己，其中防己“走经络之湿”，杏仁“开肺气为先”，滑石“利窍以清热”，薏苡仁“淡渗主挛痹”。至于加减法，热者用连翘、通草，寒者用桂枝，均不离“治肺”。

总括上述三方，吴鞠通又立一法，辛温辛凉复法，名加减木防己汤。吴鞠通称其为“治痹之组方也”。

“暑湿痹者，加减木防己汤主之。”

加减木防己汤原方：防己六钱，桂枝三钱，石膏六钱，杏仁四钱，滑石四钱，白通草二钱，薏苡仁三钱。吴鞠通明言：“因不能备载全文，故以祖方加减如此，聊示门径而已”，可见此方为一示例方。

木防己汤原文出自《金匮要略·痰饮咳嗽病脉证并治》篇：“膈间有支饮，其人喘满，心下痞坚，面色黧黑，其脉沉紧，得之数十日，医吐下之不愈，木防己汤主之。虚者即愈。实则三日复发，复与不愈者，宜木防己汤去石膏加茯苓芒硝汤主之。”

木防己汤方：木防己三两，石膏十二枚，桂枝二两，人参四两。

加减木防己汤在原方基础上去人参，加杏仁、滑石、薏苡仁，显然与前所论方义相通。或许可以这样理解：吴鞠通对于“支饮作痹”的理解来源于《金匮要略》，支饮者“咳逆倚息，短气不得卧”，饮停于肺。吴鞠通阐述了其清热、宣肺的一面。

治之以兰，除陈气也

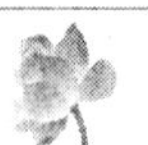

语出《素问·奇病论篇第四十七》。原文记载“帝曰：有病口甘者，病名为何？何以得之？岐伯曰：此五气之溢也，名为脾瘅。夫五味入口，藏于胃，脾为之行其精气，津液在脾，故令人口甘也，此肥美之所发也，此人必数食甘美而多肥也，肥者令人内热，甘者令人中满，故其气上溢，转为消渴。治之以兰，除陈气也。”

笔者临证以来最有感触的两味药，玫瑰花、甘松。二者皆芳香醒脾之药，于方中用之，除胀满、去陈气，有画龙点睛之妙。

玫瑰花是老师用的。尝见便秘患者，体型肥胖，嗜食烟酒。病腹满，大便不畅，精神短少，体倦身乏，不欲饮水，口中黏腻。伴咽痛、心烦，睡眠差。苔厚腻，脉滑数。辨证为脾虚湿盛兼湿聚化热，方以越鞠丸加减。

生栀子6g，淡豆豉6g，苍术15g，川芎9g，香附9g，炒神曲9g，厚朴9g，佩兰12g，玫瑰花6g，生甘草3g。5剂，水煎服。

药后患者诸症消失，遗留有体倦身乏，精神短少。再方以六君子汤调理善后，仍加佩兰12g，玫瑰花6g，半月病愈。

又见一患者，男，47岁，工厂职员，病腹泻数月。一日腹泻7～8次，多则10余次。体重无减轻，腹满、坠胀感，食后稍有加重。面色萎黄，睡眠差，口干，无口苦，饮水不多，四末冰冷。舌淡苔厚，脉滑。辨证为肝脾不和，方以四逆散合平胃散治疗。

柴胡6g，赤芍6g，枳壳6g，苍术15g，厚朴9g，陈皮9g，生甘草3g。

初服小有成效，停药后反复。后多次改方，均从脾胃论治，多用六君子汤、半夏泻心汤、补中益气汤、资生汤、枳术丸等，皆可见效，但腹胀始终未见减轻。后转以行气活血治疗，以膈下逐瘀汤加减，以桃仁、红花、丹皮、赤芍、蒲黄、柴胡、川芎合东垣枳术丸，腹胀减，腹泻次数减少，日2～3次，但觉口中黏腻，不想吃饭。于上方中加甘松6g，嘱患者继服两周，病愈。再诊但见面色发黄、食欲稍差、口中黏腻，转以四君子汤调理善后，仍加甘松6g。后无复发。

【附】病例一用越鞠丸取自朱丹溪的用法，丹溪有言，此方的关键在于中焦为病。患者证见中焦湿阻，又兼见气、血、痰、食诸郁，故而用之。药后用六君子汤善后以养正兼祛邪。方中用佩兰、玫瑰花为遵《黄帝内经》旨洒除陈气而设。

病案二最初从肝脾论治，小有成效，但药后反复；再诊多从脾胃论治，屡治不效。后读《临证指南医案》，见其中“胀久不愈，当从肝经络脉治法”之语，复转以疏肝行气化瘀治法，不想竟效。又读及何绍奇老先生《读书析疑与临证得失》一书，其在“痞满”治案中有这样一段论述：“胀与饮食有关，即多食多胀，少食少胀，不食不胀者，病在脾胃，和中消食，健脾助运或苦降辛开，可效；与饮食无关，不食也胀，其病在肝，疏肝理气，复其调达之常则愈。”诚然！方后以四君子汤善后者，因其久病脾胃亏虚。方中加甘松者，前者以除陈气，后者以助脾运，亦为遵《黄帝内经》之旨。

瘀积之处，必有伏阳

保和丸中用到连翘，很多医家解释为“积聚之处，必有伏阳”，用连翘清解食积所生之热。

尤怡在《金匮要略心典》中说“痞坚之处，必有伏阳”。在解释木防己汤的组方原则时，他说：“支饮上为喘满，而下为痞……而痞坚之处，必有伏阳；吐下之余，定无完气……故又以石膏治热，人参益虚。”

桂枝茯苓丸治妇人宿有癥块，其中丹皮是为清瘀热而设。

后世于逍遥散中加入丹皮、栀子，治疗女子经期发热或经期面部起疹疗效很好。离经之血即为瘀血，瘀久多发热。

高建忠老师治疗小儿咳嗽，常用清气化痰丸。因小儿为易实易虚之体，小儿痰证多蕴而化热。

高建忠老师治疗久咳患者，常选用小青龙汤与定喘汤的合方。因久咳必有阳虚停饮的根本，但久病饮易化热，故需加入清肺之品。

曾见一患儿，15 个月，2014 年 7 月 20 日就诊。家人代述：咳嗽 2 月余，喉中痰多，清涕，饮食正常，大便尚调，手足心热。

【处方】 麻黄 1g，桂枝 1g，干姜 1g，细辛 1g，五味子 2g，姜半夏 2g，生白芍 4g，僵蚕 4g，蝉蜕 4g，鸡内金 6g，金银花 6g，全瓜蒌 6g，辛夷 3g，生甘草 1g。

5 剂，水煎服，日 1 剂，分多次喂服。药后病愈。

【分析】 小儿为稚阴稚阳之体，咳嗽两月未愈，当为在内之阳气亏虚了。老师选小青龙汤治疗小儿咳嗽，通常为治异亲之体或救误之法。本方的主体是小青龙汤加辛夷。久咳必有化热的趋势，故方中加入金银花。老师在平时的处方中，常在小青龙汤方中加入金银花、连翘、蒲公英、鱼腥草等清肺之品，实为小青龙汤加石膏之意。但石膏过于寒凉，且同时须加大麻黄的用量以助其辛散之功。而麻黄多用有温燥之弊，尤其对于小儿、老人等素体阳虚患者并非所宜。故常选用辛凉之品代之，同时加僵蚕、蝉蜕以增其向外透达之力。另外，僵蚕、蝉蜕合瓜蒌、鸡内金为升降散化裁，用以调理气机。

久病而形体不衰者，痰也

巢元方提出“百病皆由痰作祟”的观点。

朱丹溪说：“百病中多有兼痰者，世所不知也。”

沈金鳌说：“痰为诸病之源，怪病皆由痰成也。”

张景岳说：“痰即人之津液，无非水谷之所化，此痰亦既化之物，而非不化之属也。”

国医大师王琦教授创立了体质学说，其中痰湿质的特点即为肥胖。

日常生活中，老百姓见到肥胖的人也会说一句“痰多”。

然而痰多者，并非仅限于肥胖病人。久病而形体不至大衰者，也多从痰考虑。

见一患者，女，54 岁，2013 年 3 月 5 日就诊。既往冠心病史 20 余年。现时有背困背痛，胸闷，气促，饮食不慎易致烧心。劳累后面部浮肿，休息可减轻。双手手指麻木，时有头晕，睡眠差。舌暗，苔白，脉弦缓。辨证为瘀血痹阻，胸阳不振。方选瓜蒌薤白白酒汤加减。其中，白酒作用温阳通络，在这里代血府逐瘀汤调气和血。

【处方】 瓜蒌15g，薤白12g，柴胡9g，当归9g，赤芍9g，枳壳9g，桔梗9g，川牛膝9g，生地9g，川芎9g，桃仁12g，红花9g，茯神15g，鸡内金15g，生甘草3g。

7剂，水煎服。

2013年3月12日二诊。 服药后背痛有所减轻，余症基本同前，平素气促明显。舌脉同前。思考：气促明显，考虑久病气阴亏虚，结合舌脉无明显痰湿之象，故于原方中去瓜蒌、薤白，加党参12g，麦冬12g，五味子9g益气养阴生脉。5剂，水煎服。

2013年3月17日三诊。 气促好些，背困背痛有减轻。手指麻木、面肿、头晕等无明显改善。昨日开始自觉颈项不舒，左上肢麻木，口干，怕冷，纳欠佳。睡眠好转，二便可。舌质淡，苔润，脉细弦。思考：服药半月收效欠佳，患者久病，气促明显，不适症状分布全身。脉象偏弦，舌苔不腻，考虑与阳虚饮停有关。

因颈项不适，选用葛根汤；因阳虚停饮，合入半个小青龙汤；因纳食欠佳，合保和丸。

【处方】 葛根30g，赤芍24g，干姜6g，细辛3g，五味子6g，生薏苡仁24g，僵蚕12g，鸡内金15g，焦山楂15g，生甘草3g。

5剂，水煎服。

2013年3月22日四诊。 服上方后，颈项不舒、上肢麻木、纳差等症状减轻，但又见背困背痛，气促，仍有头晕，兼见腰痛，肢体乏力。予首方加狗脊12g，继服7剂。

2013年3月29日五诊。 服上方后症状无明显改善。现症：腰背困痛，颜面浮肿，胸闷，烧心，手指、肢体麻木乏力，时有头晕，气促。纳可，眠欠佳，晨起口干。舌质淡暗，苔白，脉双关细弦寸尺偏弱。

【思考】 患者服药近一月余，病症反复，此消彼长，虽偶有所得，但收效甚微。所幸病者信赖医者，坚持至今。分析患者症状，杂乱无章，似乎每一处都有涉及。患者从事农业活动，虽患病20余年，病症繁多，但形体适中，仍可田间劳作。诊脉寸尺偏弱，双关独弦，虽纳尚可，舌苔不腻，仍责之中焦积滞。故以开运中焦为先。思及久病形体不至大衰者，痰也，故从“痰证”论治。

【处方】姜半夏9g，陈皮12g，茯苓15g，枳实9g，竹茹9g，焦山楂15g，鸡内金15g，生龙骨30g，生牡蛎30g，柴胡9g，焦神曲15g，生薏苡仁15g，生甘草3g。

7剂，水煎服。

2013年4月5日六诊。背痛、面肿、麻木、乏力、头晕、胸闷较前明显好转，口不苦了，少许口干，汗出多，睡眠欠佳，手足偏凉，大便偏干。舌质淡，苔白，脉细弦无力。辨证为气机不畅，津液失和。方以柴胡桂枝汤合温胆汤加减。

【处方】柴胡9g，桂枝9g，黄芩12g，生白芍12g，生龙骨30g，生牡蛎30g，姜半夏9g，陈皮12g，茯苓15g，枳实9g，竹茹9g，白术15g，鸡内金15g，厚朴9g，焦神曲12g，炙甘草3g。

5剂，水煎服。

2013年4月10日七诊。仍有腰痛，余症消失。精神、睡眠、二便、饮食明显好转，少许咽痛。舌脉同前。

柴胡9g，黄芩12g，桂枝9g，白芍12g，姜半夏9g，茯苓12g，陈皮12g，焦山楂15g，鸡内金15g，生白术12g，怀牛膝15g，杜仲15g，桔梗12g，射干12g，炙甘草4g。10剂，水煎服。药后病愈。

【总结】此案为笔者跟随高建忠老师抄方期间，鲜有完整记录的医案之一。此案给笔者感触很深，无论是瓜蒌薤白白酒汤、血府逐瘀汤，还是温胆汤、柴胡桂枝汤都是老师的常用处方。从整个病程来看，患者并无明显痰证表现，形体不胖、舌苔不腻、脉象不滑。首诊从瘀论治，方选仲景治胸痹专方瓜蒌薤白白酒汤，原无可厚非，且服药后疗效尚可。但其后病情反复，收效甚微。所幸患者未另请他医，未中断服药，可见患者对医生的信任在整个治疗过程中起很重要的作用。其后转以治痰，以温胆汤为基础方，不想疗效极佳。又逐渐合入柴胡桂枝汤，病情进一步好转，至病愈停药。可见古人久病、怪病多从痰治，所言不虚。

值得一提的是方中温胆汤与柴胡桂枝汤的合方，此为老师调理三焦气血津液的常用方。其中温胆汤的用法取自于叶天士。叶天士在《温热论》中提及“再论气病。有不传血分，而邪留三焦，犹之伤寒中少阳病也。彼则和解表里之半，此则分消上下之势，随证变法，如近时杏、朴、苓等类，或如温胆汤之走泄”。可见温胆汤最广泛的应用在于治疗三焦病，老师也多以此来治疗内科杂病。

五谷为养，五果为助

语出《素问·五常政大论》。原文：“五谷为养，五果为助，五畜为益，五菜为充，气味合而服之，以补精益气”，又言“谷肉果菜，食养尽之，无使过之，伤其正也”。

曾见一患者，女，26 岁，怀胎 6 月。病腹胀，大便不通，夜不能寐。多寻医治之，以怀胎为由，不敢处方。然病家苦楚，渐至饮食不入。后求治于师，以肉苁蓉 6g，香蕉 3 条，嘱家属将两者与米粥（北方小米粥）同熬，餐时服用。一日后大便得通，腹胀减，病愈。

啜稀粥以助药力

《伤寒杂病论》中提及吃完药后需要喝热稀粥的方子有两个，一方是桂枝汤，一方是霍乱病篇理中汤条下的加减方。

先来说桂枝汤。

桂枝汤用于治营卫不和，荣强卫弱。啜热稀粥者，以稀粥养胃，助阳气出表以实卫。“遍身漐漐”汗出者，病汗是也，是病邪出表的一种方式。

农村治疗受寒引起的发热有一张土方：生姜切薄 3 片，白萝卜切薄 2 片，葱头洗净 1 个，煎汤煮沸，趁热喝下。覆被一两小时，勿令揭被，遍身汗出而愈。方中白萝卜和中养胃，且趁热服下，与啜稀粥用法等同。

见一赤脚医生治疗暑热发热的患者。男性，40 多岁，平素体健。某日午时务农归来，头晕、心慌、不欲进食，于阴凉处休息，额上汗出不断。后睡于榻间，两小时后自觉身热，家人以手触之，肤温偏高。兼见恶心、呕吐，饮食不进。因病者素无疾病，身体康健，家属焦急，延医至家中就诊。医者看后指门前“野草”言，摘一束来洗净煎汤服之，另熬热稀粥服药后再服之。病愈。

门前“野草”为藿香，为暑月解表圣药。患者汗出不断、未有进食，且多次呕吐，胃中空虚，故服热米粥以养胃气。

再来说理中汤。

霍乱病篇理中汤原文：“霍乱，头痛，发热，身疼痛……寒多不欲饮水者，理中汤主之。”其后有一加减法：“腹满者，去术，加附子一枚。服汤后，如食顷，饮热粥一升许，微自温，勿发衣揭被。”

初时笔者一直不明，白术为健脾运脾的要药，加减法中见腹满为什么要去白术加附子？后读及《素圃医案》时忽有所悟。于《素圃医案》中载有一案。

邵子易兄四月间自江右回扬。素有中寒痰证，数日腹中微痛，渐次痛甚。先医者已用炮附子、苍、朴温消，继用六君子加香砂，作太阴寒治，而痛益甚。迎余往视，其脉沉细而紧，汗出沾衣，面赤腹痛，腹形胀大，干呕欲吐，小便频数，大便下利，少阴证全。此前因之苍、朴耗气，继用白术闭气，是以不效也。但久痛伤气，须急扶阳，不宜疏气。以干姜、附子为君，肉桂、人参为臣，吴茱萸、甘草为佐，用生附子三钱，人参、干姜二钱，肉桂、吴茱萸、甘草一钱，日三剂。三日后减一剂，又三日，痛止而愈。

案中明言，白术闭气，然重点不在于此。方中虽仅变动一味，由附子易白术。全方却由治太阴转为治少阴。症见腹满并非由于脾虚不运，而因于少阴虚寒，故用理中汤力显不足。且白术虽健脾，也有疏散之弊。“扶阳不宜疏气”，此乃犯“虚虚之戒”。至于啜热稀粥者，是为助阳气、祛寒邪而设。

谈“阴尽阳复”

岭南近代伤寒名家黎庇留在他的著作《黎庇留经方医案》载有以下一案。

里海吉源坊，谭平端之母，病左季胁满痛，上冲左胁，迫心部，苦不能耐，医治已两月余矣，香砂六君子汤，服至七十余剂，非不温也，其病有加无减。嗣延予诊治：见面黄暗，唇白，舌上苔滑，脉沉弦而迟。予断曰："此寒水用事也。脉弦为水，沉为里，迟为寒。肾中生阳，不能为水之主，则阴寒挟水邪，迫于心部。"遂订真武汤原方，无加无减。平端谓曰："方中各味，皆已备尝之矣。"予晓之曰："备尝之乎？诸药分别用之，则既不成方，亦安能有效？此方名真武者，盖取义于镇水之神。先圣制方，命名自非无因。夫经方苟能对症，固捷如桴鼓之相应也。"

次早，平端来告曰："服方后，得熟睡，是前月来所无者！今晨，痛已不知消散何处矣。凡七十余日，治之不验者，竟一旦而廓清之!"相约午刻往诊。比至，患者头束绉带，语予曰："胁痛若失，兹者，转觉头痛若破。"予脉之，告曰："此元阳虚损也。头为诸阳之首，阳虚不能贯顶，脑髓空虚，故尔。"改用吴茱萸汤，头痛寻愈。

次日复诊，脉象沉迟，而周身疼痛。作新加汤服之，身痛又止。

再诊，只云胃呆，余无所苦。拟理中汤，俾理中健胃。连服十余剂，以善其后。

【分析】此案初诊治在少阴，以真武汤温阳利水；次诊治在厥阴，以吴茱萸汤散寒止痛；三诊治在太阳，以桂枝新加汤和营止痛；四诊理中健脾以善后。前三诊重在祛邪，而寒邪有由少阴转至厥阴、由厥阴复出太阳之意。此为"阴尽阳复"理也。

历来伤寒诸家详于论"三阳"病而略于论"三阴"病。对于伤寒"阴证"所论甚详者，王好古算一个，所著《阴证略例》详论阴证；清郑重光也算一个，所著《素圃医案》于《伤寒治效》篇中载阴证治案五十三例，详细论述了阴证的辨证施治。

绥远族侄，八月杪步至余家就诊，自称病疟求治，盖前医之言也。及诊脉则沉弦紧而无力。予曰：何轻视之，此厥阴伤寒也，必手足微冷，寒而不热，少腹隐痛，腰腿冷疼，有是病否？应曰：均有之。视其舌，色紫无苔，即投桂枝、细辛、赤芍、半夏、熟附子、干姜、甘草。次日往诊，则手回温，脉不沉而但弦紧，少腹隐痛，下痢血水而增呕矣。此厥阴内搏之证，遂全用当归四逆加吴萸、附子。七日出表，发热烦躁，汗出而解，进粥食矣。被友拉出巷，语多时，受冷而劳，次日脉反彰大。身热腹痛，下利足冷，胸满作呕。仍用前剂，则汗出脉陷，其细如丝，证转少阴，遂用四逆汤加人参、肉桂、茯苓。如此不易方者半月，方得利止，脉渐出，便实而愈……此病既属厥阴，得温里法亦外解矣。因劳而复里虚，遂转少阴，少阴无外解之理，所以直用温里而愈。

【分析】 此案说明厥阴病传变的两种可能，阳回则汗出而解，阴陷则复入少阴，须温里而愈。阳回者，当归四逆汤主之；阴陷者，求之于四逆辈。

当归四逆汤是治疗厥阴伤寒的一张方子。原文："手足厥寒，脉细欲绝者，当归四逆汤主之。"方后加减："其人内有久寒者，宜当归四逆加吴茱萸生姜汤主之。"拆解当归四逆汤方，很多医家认为它是当归四逆汤的变方，将其归属于治太阳病。例如，《幼幼集成》中指出："（当归四逆汤）治小儿血虚体弱，寒邪伤荣，以致眼目翻上，身体反张，盖太阳主筋病故也。"冯世伦在《伤寒六经方证直解》中也说："本方为桂枝汤的加减方，故主荣卫不利的外寒，与四逆汤，通脉四逆汤专以里寒为治者大异。"至于刘绍武，则直接指明："本方证的主旨在于当归、桂枝，故方名曰当归桂枝汤更为合适。"

分析上述所论，或有偏颇，但临床上用当归四逆汤治疗表证的案例并不在少数。笔者的老师高建忠教授就多用当归四逆汤治疗手足冻疮的患者。曾见一案，张某，女，32 岁，2012 年 1 月 9 日就诊。面起疖肿两月余，素来行经则腹痛。手足冰冷起疮，时有头晕，心烦，饥而不欲食，大便偏干。口不干，喜热饮，小便正常。舌质暗红，苔略薄，脉象沉细。辨证为厥阴寒证，治以温经散寒，兼活血化瘀。

【处方】 当归 9g，桂枝 6g，生白芍 9g，细辛 3g，通草 6g，炙甘草 3g，茯苓 12g，桃仁 9g，丹皮 15g，全瓜蒌 18g。

七剂，水煎服，日一剂，早晚饭后温服。药后手足回温，再服病愈。

厥阴病篇提纲："厥阴之为病，消渴，气上撞心，心中疼热，饥而不欲食，食则吐蛔，下之利不止。"此既有"阳郁"的表现："消渴""气上撞心”“心中疼热”，又有里寒的表现：饥不欲食、下利不止。阳郁者须外解，里寒者须温里。证既有两端，转归也有两个方面。此即暗合《易经》之理：“天地之道，剥极复来，故寒暑有往来之递嬗”，阴尽则阳复也。

人面何能独耐寒

人面何能独耐寒，这是一个很有“哲学性”的问题。最简单的回答就是：脸皮厚！何绍奇老先生在谈到此论时，将《黄帝内经》与《难经》中的相关论述做了一个对比。

《难经·四十七难》：“人面独能耐寒者，何也？然，人头者，诸阳之会也。诸阴脉皆至颈、胸中而还，独诸阳脉皆上至头耳，故令面耐寒也。”

何老认为，此段文字有失考究。因为足少阴脾经、足厥阴肝经、足少阴肾经、手少阴心经均在头面部循行，何以言“独诸阳脉皆上至头耳”？

对此，何老倾向于《灵枢·邪气脏腑病形》中的论述：“天寒则裂地凌冰，其卒寒，或手足懈惰，然其面不衣，何也？岐伯曰：十二经脉，三百六十五络，其血气皆上于面而走空窍；其精阳气上走于目而为睛；其别气走于耳而为听；其宗气上出于鼻而为臭；其浊气出于胃，走唇舌而为味；其气之津液皆上熏于面；而皮又厚，其肉坚，故天气甚寒，不能胜之也。”其中“皮又厚，其肉坚”一句，似乎真的可以用“脸皮厚”来解释。

俗语有“面不怕寒，臀不怕热”的说法。如果反向思考，面部是否怕热呢？夏天人们都会用到防晒霜，这不仅是美白的问题，在太阳下时间过长，面部皮肤确实容易受损。轻者只是被晒黑，重者却会出疹或脱皮，更为严重的还会因此得皮肤病，此为外感热邪。饮食结构、生活习惯大幅度的改变，经常熬夜，多食辛辣，精神紧张，女子经期等，面部都容易出疹，此为体内郁热，一些过敏体质的患者，在接触过敏源后，也常由面部最先出现不适，此为表阳相对偏虚……

《黄帝内经》中言："十二经脉，三百六十五络，其血气皆上于面而走空窍。""清气在上""浊气在下"为其常；"清气在下则生飧泄，浊气在上则生䐜胀"。人面象天，天属清气，故而是否可以这样理解：人面所能独耐者，唯寒。《难经》"独诸阳脉皆上至头"虽有失偏颇，但"人头者，诸阳之会也"一语却是至理。

人面所以病者，在外之阳热过甚、在内之浊邪上犯，或在表之阳气太过疏散。既言面部易受外邪侵袭为病，又怎能说"脸皮厚"？看来一句笑谈还是经不起推敲。

由"绝汗如油"引起的思考

先来说一个故事。

故事的主人公是彭崇让，是伤寒大家彭坚的二伯。彭崇让是新中国成立初期名满三湘的医者。在彭坚一篇名为《一位中医的学徒生涯》的文章中，记录了这样的"最后一堂课"。

"那是 1978 年 1 月 17 日，春寒料峭，二伯病危，等我赶到他身边时，经过他学生们的抢救，能坐起来了。面色潮红，精神尚好，大家松了一口气。二伯一会儿嚷着肚子饿，要吃荷包蛋下面；一会喊我接尿。我刚把尿壶凑上去，忽然抓住我的手，叫我摸他背上的汗，连声问：'摸到没有？摸到没有？这就是绝汗，绝汗如油啊！'话音刚落，气绝而亡。二伯用他生命迸发的最后一闪火花，为我上了最后一堂课。这是怎样的一堂课啊，刻骨锥心，终生难忘！"

不要说当时亲身经历之人，即便此刻，笔者作为一个旁观者去读这段文字，也不禁潸然落泪。这是一代中医的传承啊，切切实实的传承，还有什么比这种以性命相继的传承更令人感动的吗？

受此感发，笔者在 ICU（重症监护室）实习时，对于病危不治的患者，经常会去摸他们的汗，果如经文所言，黏腻如油。

对于绝汗的论述，最早见于内经。《素问·诊要经终论》中言："太阳之脉，其终也，戴眼反折瘛疭，其色白，绝汗出，出则死矣。"后世将绝汗分为亡阴之汗与亡阳之汗两种。"津脱者，腠理开，汗大泄"，此为亡阴；"六阳气绝，则阴与阳相离，离则腠理发泄，绝汗乃出"，此为亡阳。两者均为凶险之象。"旦占夕死，夕占旦死"为古人对其凶险程度最为直观的描述。

历代医家对于"绝汗"的论述不多，所提及者多言其"不治"之状。宋代杨士瀛于《仁斋直指方》中指出："伤寒热病，汗出发润，一不治也；汗出如油，二不治也；汗凝如珠，三不治。"朱肱在《活人书》中也说："伤寒阳病自汗有九症，皆有治法，阴病不得有汗，惟阴毒则额上手背有冷汗，甚者如水洗，此是阳虚阴盛，亡阳而将脱也，其死必矣。"清吴谦在《医宗金鉴》中提及："《内经》言绝汗，所谓汗出如珠不流，复旋转也，盖以六阳气具绝，绝汗乃出，朝占夕死，夕占朝死。"张景岳虽没有明确论述绝汗，但他提出"汗证"有六种凶险的情况："汗出而喘甚者不治，汗出而脉脱者不治，汗出而身痛甚者不治，汗出发润至巅者不治，汗出如油者不治，汗出如珠者不治"，此六者均为绝汗之象。

然不治也并非死证，或有可转之机。

《景岳全书·伤寒典（下）》记有这样一则案例："余尝治一衰翁，年逾七旬，陡患伤寒，初起即用温补调理。至十日之外，正气将复，忽而作战，自旦至辰不能得汗，寒栗危甚，告急于余。余用六味回阳饮，入人参一两，姜、附各三钱，使之煎服下咽，少顷，即大汗如浴，时将及午而浸汗不收，身冷如脱，鼻息几无……余令以前药复煎与之，不旬日而起矣，遂汗收神复。”

此案先见寒战而无汗，后见战而汗出。然不管有汗无汗，均为凶险之症，均须回阳救逆。寒战而无汗者，正不胜邪；寒战而大汗不止者，正气易随汗而泻。《温疫论补注·战汗》中言：“但战而不汗者危，以中气亏微，但能降陷，不能升发也。”《温热经纬·叶香岩外感温热》篇中又言：“盖战汗而解，邪退正虚……若脉急疾，躁扰不卧，肤冷汗出，便为气脱之证矣。”然而还有：“邪盛正虚，不能一战而解，停一二日再战汗而愈者。”本案即绝汗兼见战汗之例。

六味回阳饮是回阳救逆的常用方，其方在回阳之余顾护阴液，加熟地、当归养阴。对于这种用法，叶天士也有效仿。“今观先生治法，回阳之中必佐阴药，摄阴之内必兼顾阳气，务使阳潜阴固，庶不致有偏胜之患。”此为叶天士弟子对其治疗脱证用药的总结。

《临证指南医案·脱》中载有一案：

“陈，遗尿，目瞑口开，面亮汗油。阳飞欲脱，无药力挽，拟参附汤法，加入童便，图元真接续耳。

（对于此节，徐灵胎评注说：“脱之者，惟阳气骤越，阴阳相离，汗出如油，六脉垂绝，一时急迫之症，方名为脱。”故急用参附以回阳，又恐阴盛格药，用童便为引。）

又，子丑为阴阳交界之时，更逢霜降，正不相续，后现脱象。进两摄阴阳方。参附汤加五味子。

又，阳回，汗止神苏。无如阴液欲涸，心热渴饮，姑救胃汁。人参、麦冬、五味、茯神、建莲。

又，肾真未全收纳，便溺自遗。无如咽燥喉痛，阳虽初回，阴气尽绝。难进温热之补，大意收摄真阴为治。人参、麦冬、五味、熟地炭、茯神、远志炭、菖蒲根。

又，胃虚，客气上逆为呃噫，痰带血腥，咽中微痛。用镇摄法。人参、熟地、北味、茯神、青铅。”

（此案中，患者为阴阳俱脱之证。虑及“有形之阴不能速生，无形之阳所当急固”，故首诊用参附汤回阳，二诊加五味以敛未脱之阴；三诊、四诊均以养阴为要，但侧重点不同。三诊偏于救胃，故用建莲，四诊偏于救肾，故用熟地。至于五诊偏于降逆。）

叶天士为温病大家，曾提出“救阴不在补血，而在养津与测汗”的观点。叶氏认为，“汗出”可以作为判断疾病顺逆转归的一项客观指标，并广泛用于指导温病卫、气、营、血各阶段的治疗。而对于“测汗”一法，章虚谷评注为：“测汗者，测之以审津液之存亡，气机之通塞也。”

在温病体系中，“绝汗”是经常可以见到的。总结来说，主要包括以下几个方面：邪盛正虚而亡阳；误治亡阳，如汗、吐、下、失血等过甚，阳随阴脱；温邪内陷，灼烁真阴，阴竭阳越；暑热耗气伤津。对于治法，温病多从“元气虚衰”立论，重用人参大补元气，亡阴者配以麦冬、五味子益气生津；亡阳者配以附子、龙骨、牡蛎回阳敛汗。

说到温病，不得不提伤寒。温病与伤寒是两大相互对立又相互贯通的体系。对于“汗证”的治疗，温病始终以救阴为主，伤寒多以固阳为先。如治漏汗不止的桂枝加附子汤；治阳虚误汗反致肢厥的甘草干姜汤、甚至四逆汤；治格阳于外的通脉四逆汤、白通加猪胆汁汤等。而在论述甘草干姜汤证一节中，这种先后次序体现得更为明显。《伤寒论》第 30 条：“伤寒脉浮，自汗出，小便数，心烦，微恶寒，脚挛急，反与桂枝汤，欲攻其表，此误也。得之便厥，咽中干，烦躁吐逆者，作甘草干姜汤与之，以复其阳，若厥愈，足温者，更作芍药甘草汤与之，其脚即伸。若胃气不和，谵语者，少与调胃承气汤；若重发汗，复加烧针者，四逆汤主之。”本有阳气阴液的不足，先以甘草干姜汤救其阳；再以芍药甘草汤救其阴；或以调胃承气汤救治阳复太过。

见一患者，男性，68 岁，2016 年 3 月在广东省中医院康复科住院治疗。入院诊断为急性脑梗死。患者既往有呼吸衰竭、冠状动脉粥样硬化、慢性肾脏病4期病史。入院时患者呈嗜睡状态，言语不清，右侧肢体不能活动，二便失禁。3月8日夜间患者病情加重。面色㿠白，冷汗淋漓，目合口开，呼吸急促，烦躁，喉中痰鸣，口唇青紫，四肢冰冷，二便自遗，脉细欲绝。查体：血压80/56mmHg，心率54次/分，呼吸27次/分，血氧90%；双侧瞳孔散大，右侧肢体软瘫，感觉反射消失，巴氏征阳性；双肺底满布干、湿性啰音。西医方面紧急给予强心、镇静、升压、排痰等处理，患者血压、心率、血氧饱和度有所回升，但病情危重，不容乐观。通知家属后，家属放弃治疗，请求连夜回家料理后事。

后期随访，家属说患者症状平稳，目前在家调养。问及当时情况，家属言至家后曾请当地一位中医看过，医者开了3副药，服药后第二天精神就好了很多，最近一直在服中药调理。因住院时笔者是患者的管床医生，平时与家属交流也比较多，故请家属将当时的药方以短信发送给我。方仅六味药，具体剂量不知。人参、熟附子、生龙骨、生牡蛎、胆南星、石菖蒲。

从处方来看，医者是从阳气欲脱和风痰内闭两方面考虑，用参附救阳，石菖蒲、胆南星开窍化痰，胆南星熄风，生龙骨、生牡蛎收敛未脱之正气。

实则谵语，虚则郑声

笔者在ICU（重症监护室）实习时，见一病例，女性，65岁，慢性肾脏病5期患者，维持血液透析治疗。近期病情加重，颜面、四肢浮肿久不消退，因突发意识昏迷2h入院。尿常规：尿蛋白（++++），尿潜血

（＋＋＋），颗粒管型（＋＋）；血常规：血红蛋白：60g/L；肾功：肌酐：721umol/L；24h 蛋白尿：4.8g。

【刻诊】神清，精神淡漠，颜面、四肢浮肿，面色㿠白，额上汗出如油，目赤，眵多，睁眼困难。口中喃喃自语，喋喋不休，言语含糊。问及家属，言欲饮水，但饮后即吐。四肢不自主颤动，夜不能寐，纳食差，小便清长。舌淡，苔白稍厚，舌体颤动，脉初按可得，重按反减。曾多次行病例讨论，医者多从肝风内动（肢颤、舌颤），阴虚火旺（目赤、眵多、额上汗出如油），热陷心包（喃喃自语、脉"有力"）等阳盛邪实方面考虑，建议给予羚角钩藤汤送服安宫牛黄丸清热开窍、凉肝熄风。服后病情未见起色。后因其他并发症因素，病情再次加重，经多次抢救无效，宣布死亡。

重新回顾这个案例，抛开谁对谁错、病情变化及疾病结局的问题，我们的辨证是否正确？从表面来看，患者确实表现出一派热盛风动之象，但喃喃自语、喋喋不休、言语虽含糊家属却可以听懂，且重复同一句话："想喝水。"此乃郑声，而非谵语。张仲景有言："郑声者，重语也"。又言："夫实则谵语，虚则郑声"。故此证为虚，观其神清、精神淡漠、小便清长、舌淡、脉芤等一派虚寒之象可知。至于舌颤、肢颤、饮水即吐、额汗如油、目赤、夜不能寐等应为"阴极似阳""格阳于外"之征，故理当急予白通汤回阳救逆。所幸现在不是古代，寒热之差顷刻取人性命；但也正是这种模棱两可的医学态度，阻碍了中医的传承与发展。

又见一患者，男，56 岁，诊断为丘脑旁正中综合征。诊见：眼睑下垂，两目不能上视，神情呆滞，喃喃自语，强令作笑。怕闻人声，见人语止。循衣摸床、撮空理线，指甲青黑，肢体颤动。小便清长，大便偏干。舌淡，苔白厚腻，脉疾，重按无力。辨证为阴寒内盛，夹有痰湿；以附子理中汤回阳救逆，同时每日灸以关元、气海，以手足温暖为度。后病情逐渐好转，出院时精神正常。

曾读《景岳全书》，其中有一段关于"谵语""郑声"的鉴别，可以参考。

论曰：实则谵语，虚则郑声，此虚实之有不同也。夫谵语郑声，总由神魂昏乱而语言不正，又何以分其虚实？但谵语者，狂妄之语也；郑声者，不正之声也。

（此段总述谵语、郑声的病机，虽有虚实之分，但皆由“神魂混乱”引起。）

谵语为实，实者，邪实也。如伤寒阳明实热，上乘于心，心为热冒，则神魂昏乱而谵妄不休者，此实邪也。实邪为病，其声必高，其气必壮，其脉必强，其色必厉，凡登高骂詈，狂呼躁扰之类皆是也。此之为病，有燥粪在胃而然者，有瘀血在脏而然者，有火盛热极而然者，有腹胀便秘、口疮咽烂而然者。察其果实，即当以三承气，或白虎汤、凉膈散之类治之。

（此段重在论述谵语，实者，邪实也。病因不同，有胃家实者，方用三承气汤、白虎汤；有瘀血化热者，如妇人产后谵语，予承气汤；有火热极盛者，方用凉膈散。）

郑声为虚，虚者，神虚也。如伤寒元神失守，为邪所乘，神志昏沉而错乱不正者，此虚邪也。虚邪为病，其声必低，其气必短，其脉必无力，其色必萎悴，凡其自言自语，喃喃不全，或见鬼怪，或惊恐不休，或问之不应、答之不知之类皆是也。此之为病，有因汗亡阳，因下亡阴而然者；有焦思抑郁，竭尽心气而然者；有劳力内伤，致损脾肾而然者；有日用消耗，暗残中气而然者。凡其或虽起倒，而遏之即止，终不若实邪之难制者，即虚邪也。察其果虚，最忌妄行攻伐，少有差谬，无不即死。治此者，速宜察其精气，辨其阴阳，舍其外证，救其根本，稍迟犹恐不及，而况于误治乎。甚至有自利身寒，或寻衣撮空，面壁啐啐者，尤为逆候。

（此段重在论述郑声，虚者，正虚也。论及病因，有误汗误下者，有忧愁思虑者，有劳倦内伤者，有久病暗耗者。至于治法，无非究其根本，即明代王肯堂在《证治准绳》中所言：“此阳气脱陷之真寒证，皆勿论其脉，勿论其疮，但见一二，应急用参附汤补之。”）

盖谵妄一症，最于虚损者不宜有之，故凡身有微热，脉见洪滑者生，心多烦躁，脉见微弱细急而逆冷者死。所以证逢虚损，而见有谵妄者，即大危之兆，不可不加注意。

（此段论述虚证见“谵语”的危候。谵语属实，虚证见之，多属不治。《伤寒论》第210条、211条即是对此证的论述。第210条："直视谵语，喘满者死，下利者亦死"，此条描述阳极阴竭之谵语；第211条："发汗多，若重发汗者，亡其阳，谵语。脉短者死，脉自和者不死"，此条论述阴竭阳亡之谵语。)

当然，在临证中，谵语属实、郑声属虚并不是绝对的。

张仲景所论详于"谵语"，六经病中，除太阴、厥阴病外，都可出现谵语。如太阳病误汗后的柴胡桂枝汤、甘草干姜汤，服甘草干姜汤复阳太过的调胃承气汤；如阳明病在经之热盛的白虎汤、白虎加人参汤，阳明胃家实的大、小承气汤；如少阳病枢机不利，肝胆横逆之刺期门，少阳病误下之柴胡加龙骨牡蛎汤；如热入血室，妇人中风者，刺期门；妇人伤寒者，勿犯胃气及上二焦，以小柴胡汤和解之；阳明病下血谵语者，抵当丸及汤；如少阴病寒邪直中，误汗误下阴液耗竭之谵语者，黄连阿胶汤。由此可见，张仲景对"谵语"的论述是分阴阳、虚实、寒热的，治法上也有补虚、泻实、和中的不同，故不能一味以胃家实论治。

谵语有补法，王好古在《阴证略例》中也有论述。其在"风温证加减四"条下列有一方，名黄芪汤。方由人参、黄芪、白术、茯苓、白芍、甘草六味药组成。在对该方证的论述中，既有"面红目赤、头面壮热、大便或难、口干咽燥、心下胸闷、腹中疼痛、时喜笑、时悲哭"等邪实的表现，也有"但欲睡、自利不渴、大便正常、时太息"等正虚表现，唯"神不守室"是其对证治最本质的概括。然观其脉象，"两脉浮沉不一……举按全无力，浮之损小，沉之亦损小，皆阴脉也。"故"宜先缓后急，缓宜黄芪汤……甚者，调中丸、理中汤。"

同样，"郑声"也有泻法、有和解法。如明代的朱橚在《普济方》中言："夫伤寒发斑，阳盛故也。咳而心闷，下利，呕吐清汁，郑声，口疮，宜黄连橘皮汤、葛根橘皮汤。"元代的罗天益也认为郑声在阴阳两证皆可出现：阳证见身微热，脉微弱而郑声，方用人参三白汤；阴证见身凉，手足或冷而郑声，方用四逆汤。陶节庵在《伤寒六书》说道：郑声因汗、下后正气虚而本音失，则郑重语散不知高下，大小便自利，手足冷，名郑声，宜中和之剂，小柴胡汤也；直中阴经真寒证当用热药温之；阴厥见之，急当救里，温之；阴毒见之，宜速灸关元、气海，须服大热之剂温之；中暑见之用寒凉之剂清之。

【体会】虽“谵语”“郑声”分虚实，治疗上也有补虚、泻实、和中的不同，临床表现有时也很难区别。但选方用药可以抛开疾病本身，由舌象、脉象、神志、二便入手。对于阴证似阳、阳证似阴者，可使患者少少饮水，水入即吐者属阴证，饮水得下者属阳证。

最后附上两例高建忠老师用和解法治疗“谵语”的案例。

病案一：热入血室案

王某，女，43 岁，2013 年 9 月 8 日下午就诊。自诉：经前，前几日受凉感冒，体温升高，夜间明显。昨日夜不能寐，精神恍惚，恍见鬼神，又见过世的亲人，言语不休，今晨稍有减轻。刻诊：精神萎靡，面赤，双目无神，额上微汗出，口唇发干，时冷时热。胸闷、腹胀，大便不畅。舌红，苔白，脉细弦数。辨证为热入血室，予小柴胡汤加减：柴胡 12g，黄芩 12g，姜半夏 9g，党参 6g，益母草 15g，生甘草 3g，水煎服。当夜服一剂后，患者可入睡；此后两天将剩余 2 剂服完，病愈。隔日经至。

病案二：围绝经期案

张某，女，52 岁。2012 年 12 月 5 日就诊。自诉已停经 3 年。阵发性心烦、烘热汗出 3 月余，易激易怒，喃喃不休，家人对之生厌。周身不适，喜动不喜静，睡眠差，恶梦多。纳差，大便不畅，夜尿频。舌暗红，苔薄白腻，脉细弦。辨证为气机不和，心神失养。方以柴胡桂枝汤合温胆汤调畅气机、宁心安神。

【处方】柴胡 9g，桂枝 9g，生白芍 12g，黄芩 12g，姜半夏 9g，陈皮 12g，茯苓 15g，枳实 9g，竹茹 9g，生龙、牡各 30g，鸡内金 15g，生甘草 3g。7 剂，水煎服。药后诸症减轻，唯见夜间尿频，再诊于原方中加益智仁 9g，乌药 6g，继服 7 剂，病愈。

阳明主束骨利机关

语出《素问·痿论》篇。原文载“帝曰：……论曰治痿者独取阳明，何也？岐伯曰：阳明者，五脏六腑之海，主润宗筋，宗筋主束骨而利机关也。冲脉者，经脉之海也，主渗灌谿谷，与阳明合于宗筋，阴阳揔宗筋之会，会于气街，而阳明为之长者，皆属于带脉，而络于督脉。故阳明虚则宗筋纵，带脉不引，故足痿不用也。”

《临证指南医案·腰腿足痛》中载有一案：“饱食则哕，是为胃病。两足骨骱皆痛，阳明胃脉不司束筋骨，攻痛。议转旋阳气法。苓姜术桂汤。”

在病案后的注解中，叶天士的弟子说道：“有饱时则哕，两足骨骱皆痛者，人每以疏散攻劫，先生宗阳明虚不能束骨意，用苓姜术桂汤转旋阳气。”哕指呃逆，是胃气上逆的一种表现；饱食后哕，是胃阳虚、不能腐熟水谷的表现；两足骨骱皆痛，指骨关节疼痛。气街者，经气汇聚之所也。人体内有四个气街。《灵枢·动输》曰：“四街者，气之径路也。”《灵枢·卫气》言：“胸气有街，腹气有街，头气有街，胫气有街。故气在头者，止之于脑；气在胸者，止之膺与背腧；气在腹者，止之背腧与冲脉于脐左右之动脉者；气在胫者，止之气街承山踝上以下。”此处之“气街”应为气在腹者。阳明为五脏六腑之海，与冲脉在气街会于宗筋之傍，气街是足阳明经腹部最下部位的穴位，所以，诸经脉皆受阳明之滋养。张景岳即有言：“气街为阳明之正脉，故阳明为之长。”若胃阳亏虚，阳气不能汇于气街，宗筋不能受其濡养，则束骨不利，而见关节疼痛。所以转旋阳气者，由里出表，由太阴、少阴出阳明也。

还有一案与此极为类似：王，三五，脉迟缓，饮酒便溏，遗精数年不已，近日腰髀足膝坠痛麻木。此湿凝伤其脾肾之阳，滋填固涩，决不应病。先议用苓姜术桂汤，祛湿暖土，再商后法。

【体会】早在《内经》中就提出“治痿独取阳明”的观点，但临床中如何用药施治始终是一个难题、实际临床中治痿多从湿热、瘀阻、肝肾亏虚、肺热津伤、脾胃阳虚考虑。一般来说痿证多属于虚，叶天士也说中经者为痹、中络者为痿。中络者，虚也。而对于实证，临床上多用耗散之品，如后世方中的二妙、三妙、四妙散，如羌活胜湿汤、独活胜湿汤，如参苓白术散等考虑。此案给了我们一些启示，所谓“独取阳明”者，或可从“旋转阳气”入手，可温阳，可通阳，可复阳，值得思考。

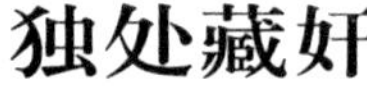

独处藏奸

病案一：发热案

王某，女，49岁，2014年4月18日就诊。自诉近半月来发热、身痛、口臭，多治不效。刻诊：发热，汗出，身痛，以肩背部明显，夜间为甚。口气重，喉中痰多，咳痰秽臭，夹有血丝，咽痛。头晕，如坐舟车。肠鸣，大便不通，纳眠可，不欲饮水，小便可，四肢冷。舌淡，苔浊腻，脉沉细无力。诊断为肾虚水犯，以真武汤加减温阳利水。

【处方】熟附子9g（先煎），白芍12g，桂枝9g，生白术15g，茯苓12g，生姜9g，干姜6g，半夏9g，生甘草3g。服七剂，诸症减轻，便通热退；继服3剂，诸症消失，遗留有腹痛、泄泻，以附子理中汤调理善后。

【分析】此案症见繁杂，发热、汗出、身痛、肩背疼痛，很像桂枝加葛根汤证；口气秽臭、痰多、大便不通很像阳明腑实证；咳痰带血、咽痛，很像木火刑金；头晕、如坐舟车，很像苓桂术甘汤证。但四肢冷怎么解释，寒热错杂？表热里寒？阴极似阳？之前的医者就是那么治的，尤其考虑“痰多、口气秽臭”见症，多从痰热腑实论治，治以阳明，然屡治不效。

高建忠老师从不欲饮食、四肢冷、脉沉无力入手，辨为阳虚水犯证。

身热乃少阴身热。一因患者素体阳虚，手足冷；一因汗出反见肩背疼痛，此与桂枝加葛根汤之“项背强几几”不同，前者因为阳虚，后者因为寒邪郁表。初得之可用麻黄附子细辛汤温解之。《伤寒论》第315条：“少阴病，始得之，反发热，脉沉者，麻黄附子细辛汤主之。”但前者多已误治，现已有里证，少阴病见里证者，不可发汗。第298条：“少阴病，脉沉细数，病为在里，不可发汗。”

咽痛，少阴寒邪疼痛，治宜半夏甘草汤。《伤寒论》第297条：“病人脉阴阳俱紧，反汗出者，亡阳也，此属少阴，法当咽痛。”第327条：“少阴病咽中痛，半夏散及汤主之。”

咳痰带血，寒邪伤阳动血也。《伤寒论》第308条：“少阴病，但厥无汗，而强发之，必动其血，未知从何道而出，或从口鼻，或从目出。”

口臭、痰多、头晕、苔浊腻者，患者素体阳虚，又屡用苦寒之品重伤阳气，阳不制阴而致阴浊上犯。《素圃医案》中有一例与此颇为相似，对此《素圃医案》言：“肾藏寒邪，逼真气上出于口，口气乃腐气本于肾所致，断非胃热。”所幸未见大泄泻，阳气尚存，还有转圜的余地。

真武汤本用于治疗饮邪，此处用之以镇阴浊之上犯，合半夏汤以治咽痛。前虽见肠鸣但大便不通，诸症解后反见腹痛泻下。不可否认前有阳虚阳郁的因素，故用诸辛以散结，半夏、干姜、生姜、附子、桂枝之类也；热退便通后又见腹痛泄泻，乃久病中焦阳虚，肾病及脾，故以附子理中善后。

病例二：恶露不尽案

陈某，女，31岁，2013年10月13日就诊。自诉产后半年恶露不尽，或暗红，或鲜红，或淡。曾服补益药数十剂，无明显起效，病反加剧。刻诊：面色无华，肢体无力，头晕、目涩。乳房胀痛，急躁易怒，不欲饮食。舌淡，苔白，脉数。辨证为脾虚肝郁，以丹栀逍遥散加减治疗。

【处方】柴胡9g，白芍9g，白术15g，茯苓12g，丹皮6g，栀子6g，生地6g，香附9g，生甘草3g。5剂，水煎服，日1剂，分两次温服。

【二诊】服后恶露减少，乳房胀痛减轻，但大便偏稀，予原方去栀子，加量丹皮9g，继服7剂。

【三诊】恶露已尽，饮食较前增加，予桃红四物汤合四君子汤善后。连服一月，病愈。

【分析】患者产后失血过多，又见面色无华、不欲饮食、头晕目涩，显然是一派虚象，但前医多投补益剂无效。老师从“易怒、脉数”见症入手辨证为血热，因“乳房胀痛”辨证为脾虚肝郁，从调和肝脾、内清血热论治，竟收效显著。二诊去栀子者，因大便偏稀，栀子有滑泻之弊；但血热未尽，故加量丹皮。三诊恶露尽，此邪去须扶正，故转以八珍汤调理善后，加桃仁、红花因离经之血必有瘀阻，故用以活血化瘀。

【总结】“独处藏奸”是古人对细微病情加以重视的一种评价，指即使是细小的地方也不能放过。临床上多遇到病情繁杂的情况，有的脉证不符，有的诸虚证之中但见一实证，有的寒象明显但见口干喜冷饮，有的一派阴液耗竭之象却兼见外感热盛。此时就当着重注意反常的情况，因为往往细微之处最能反映疾病的本质。如病案一中的四肢冷，病案二中的脉数，皆是如此。

读《医学衷中参西录》时见一案很有意思，以记于下。

曾治一邻村刘姓童子，年十三，于孟冬得伤寒证，七八日间喘息鼻翼煽动，精神昏聩，时作谵语，所言皆劳力之事。其脉微细而数，按之无力。欲视其舌，干缩不能外伸。启齿视舌皮若斑点作黑色，似苔非苔，频饮凉水毫无濡润之意。

（仅从此节看，像炙甘草汤证。其舌象很有特点，“干缩不能外伸”是阴液亡失之重症，急须复阴。但张锡纯并不这么认为，因为“频饮凉水毫无濡润之意”不能解释。）

愚曰此病必得之劳力之余，胸中大气下陷，故津液不能上潮，气陷不能托火外出，故脉道瘀塞，不然何以脉象若是，恣饮凉水而不滑泻乎……遂用生石膏四两，党参、知母、生山药各一两，甘草二钱，煎汤一大碗，徐徐温饮下。一昼夜间，连进二剂，其病遂愈。

怪病以调畅津液为先

——小柴胡汤治案三则

病案一：汗证

夏某，男，58岁，诊断为脊髓硬膜动静脉瘘，多次行手术治疗，后状态基本稳定，于2015年12月开始于康复科住院治疗。T9平面以下感觉、运动功能完全消失，自主神经功能紊乱。虽寒冬季节，自觉身热，测体温正常。但头颈部汗出，稍动尤甚，汗如雨下。夜间益甚，影响睡眠。腹部胀满，小便不利，大便尚可，口干，饮食如常。查其舌苔脉象，舌淡胖，苔黄偏腻，脉滑数。

入院后屡次换方，多在补中益气汤、黄芪五味桂枝汤等基础上加敛汗利水之品，疗效欠佳。后转以温阳化饮、淡渗利水、滋肾益阴、和解表里等法，收效甚微。究其原因，始终着眼于疾病本身（患者最主要的表现是肢体功能障碍）。每每处方，都无法跳出气虚肢乏的窠臼。

后请一教授会诊。教授看过病人后口述一方：茵陈 15g，炒栀子 10g，大黄 6g，桃仁 10g，丹皮 10g，白术 15g，山药 15g。5 剂，水煎顿服，不拘时。

服后患者小便得利，无口干，头汗较前减少，颈以下至脐部可见汗出，脐以下仍无汗，夜间汗出减少。稍动仍可见汗出增多，睡眠欠佳。

予原方再服 3 剂，症见基本同前。但纳食转差，大便偏干。原方加厚朴 5g，纳食、大便好转，但汗症无明显改善，舌淡，苔薄白，脉弦偏数。予改方。

柴胡 10g，黄芩 10g，当归 10g，川芎 10g，生地 10g，赤芍 10g，枳壳 10g，牛膝 10g，桔梗 10g，红花 10g，大黄 6g，甘草 5g。4 剂，水煎服，分 3 次服。

药后汗出较前减轻，夜间睡眠好转。予原方继服，头汗出进一步减少，又见口干，予去大黄，加葛根 10g，诸症明显好转，脐以下偶见汗出，大小便可，纳眠可。

后逐渐转方以人参固本汤长期调服善后，现患者整体状态尚可，未见明显不适，肢体功能障碍逐渐康复。

论及此案，治疗过程中先后突出的主要矛盾为：汗出多、小便不利、口干。

首方中，但头颈汗出的原因在于小便不利，而小便不利的原因在于瘀热在里。故以茵陈蒿汤加减，出自《伤寒论》。原文第 236 条载："阳明病，发热汗出，此为热越，不能发黄也。但头汗出，身无汗，剂颈而还，小便不利，渴引水浆者，此为瘀热在里，身必发黄，茵陈蒿汤主之。"

或问，即言寒冬腊月，当以寒为主，或寒湿为主，为何辨为湿热、瘀热?

此与地域有关。岭南之地，湿气偏重，虽处寒冬腊月，一二月间，天气亦乍暖乍寒。非时令之气，应之人体，皆可发病。况患者长期进补，虚热内生，脏腑虚弱，无由以泄，血与热搏，故而成瘀。

患者并无“身发黄”。但见身热、汗出、口渴、小便不利，脉数，阳明证可辨。纵使患者体虚、肢体无力、足不能任，但长期进补，虚不受补而有闭门留寇之弊。且脉象滑数，脉数主热，“关滑为胃热，尺滑为蓄血”。(《脉经》)

本案中用茵陈主要为清热利湿、利小便而设。大黄与诸药同下，泻下之力缓，而为荡涤肠胃、破湿热凝结而设；栀子可清利三焦，佐茵陈使湿热从小便而出。这是刘渡舟的用法。刘老认为阳明里热的转化有两种形式，从湿化和从燥化。从燥化可用大、小承气汤以通腑，从湿化须用茵陈蒿汤以利小便。而两者的辨别要点在于大小便。本案中大便通而小便不利，故辨为湿化。

至于有无发黄并非本案辨证的关键，况茵陈蒿汤并非单为治黄疸而设。《瘟疫论》中有言：“凡热，经气不郁，不致发黄”；又言，“所以发黄，当咎在经瘀热”。此证瘀热在里，用茵陈也有“防病之渐”的作用。

至于用到桃仁、丹皮，主要为夜间发热汗出而设。丹皮可清血分之热，桃仁可活血散瘀；复加白术、山药为健脾理阴、顾护正气而设。

服药后小便通利，汗出明显较少。但改善并不彻底，且在此基础上出现了纳食欠佳、大便偏干。

这里需要考虑一个问题，纳食欠佳、大便干是疾病传变的结果，还是用药不当的结果？方中加入小剂量厚朴后症状得以改善，叶天士有言：“厚朴少用通阳，多用破气”。此处用之可防山药之滋腻，可见是药物配伍问题。然若是因疾病传变而起，当兼见口干、腹胀、手心汗出等。

经治疗后，在经之瘀热已消（夜间无发热汗出），在腑之湿热去之大半（小便通利，舌苔薄腻），但动则汗出依然明显（汗如雨下），此时汗出的原因考虑为瘀热在肌肉。故转方以血府逐瘀汤加减。《血证论》中有言“瘀血在肌肉，则翕翕发热，自汗盗汗。肌肉为阳明所主，以阳明之燥气而瘀血和蒸郁，故其证象白虎，犀角地黄汤加桃仁、红花主之，血府逐瘀汤加醋炒大黄亦可治之也。”至于方中合入柴胡、黄芩者，有小柴胡汤之意，取其和解之功，使“上下表里之气皆调达”（《伤寒论本旨》）。在上者治其汗多，在下者治其无汗。后去大黄加葛根者，因瘀热既除而仍见口干，考虑津液不得上承，加之减方中通下之功而增升阳之力以止渴，同时外可解肌止汗。

或问，既然证象白虎，是否也可以用白虎汤？

《血证论》中亦有论及用白虎汤者：“蒸蒸汗出者，乃血虚气盛，沸溢为汗，宜白虎汤加当归、蒲黄、蝉蜕治之。”两条文相比，一者强调“血虚气盛”，一者强调“瘀热”。此以瘀热为主（舌不红，苔不黄，脉弦），故选择血府逐瘀汤。

当口干、汗出、小便不利、夜间身热等症状得以改善后，再投以人参养荣汤调理善后，体现了治病的先后次序。补虚、泻实需先后有序。

病案二：发热案

赵某，男，41 岁，因外伤致脊髓损伤后住院，诊断为血管性脊髓病，行手术治疗病情稳定后于 2015 年 12 月 6 日起转康复科进一步康复治疗。症见：神清，精神差，身体羸瘦。四肢瘫痪，二便失禁。发病以来反复高热，体温最高可达41℃，伴寒战、气促、面身发黄；白天体温可稍降，夜间升高明显。无汗或但头汗出，不欲饮食，口干，腹胀，二便闭。舌淡，苔或少或水滑或黄偏腻，脉浮数，沉取无力。

刚接手这个病人时，笔者曾反复试方、换方，结果都没效。

有一段时间，笔者掉入了一个误区。凡见面黄、身黄的病人，都会给病人复查肝功，且多次复查。但各项指标均正常，又不知从何解释。

对于这个病人，每每发热，都会让人很头疼。不仅病人痛苦，家属着急，医生也很无奈。因为各种方法该用的都用了，但体温始终降不下来。只能维持冰袋物理降温，待机体自然恢复。而这种治疗的后果就是患者发烧越来越频繁，持续时间也越来越久，且病后长期精神萎靡，食欲不振。

然而若仔细分析患者的症状表现，会发现很多矛盾的地方。

高热、寒战、无汗，似是伤寒表实证，但脉数而非脉紧，且身不痛而口干。这是第一组矛盾。

腹胀满、二便闭，不欲饮食，似是阳明腑实证，但白天体温反降，夜间体温升高明显。这是第二组矛盾。

脉盛、皮热、腹胀、前后不通，似是实证，但气少、饮食不入、身体羸瘦又是虚证的表现。这是第三组矛盾。

气热、口干、腹胀、二便闭似是病在气分，但身热夜半为甚，面身发黄，血证无疑。这是第四组矛盾。

如此症见变化多端，该如何处方。后笔者翻阅《血证论》，其中有这样一段描述："血家最忌感冒，以阴血受伤，不可发汗故也。血家又易感冒，以人身卫外之气生于太阳膀胱，而散布于肺，血家肺阴不足，壮火食气，不能散达于外，故胃气虚索，易招外邪，偶有感冒，即为头痛、寒热、身痛等证。若照常人治法，而用麻、桂、羌、独，愈伤肺津，肺气益束而不能达，不惟涸血分之阴，愈以助气分之邪。治惟和解一法，为能补正祛邪，宜先生其津，使津足而火不食气，则肺气能达于皮毛，而卫气充矣。次宜疏理气机，使血分和，则不留邪为患，而外邪自解矣，宜小柴胡汤加杏仁、荆芥、防风、紫苏主之。口渴，加天花粉去半夏；身痛，加粉葛根；内动痰火者，再加茯苓、旋覆花；内动寒水者，另用苏子降气汤治之。"

唐容川认为，血家反复发热原因在于"血家肺阴不足……不能散达于外"。为什么这么说？因为《素问·经脉别论》篇中有言："食气入胃……经气归于肺，肺朝百脉，输精于皮毛"，若肺阴虚损，肺朝百脉的功能受损，四肢百骸失于濡养，故而易招外邪。而医者治之又多用辛温耗散之品，如此阴虚益盛，且助阳分之邪。论其治法，又认为当"先生其津"，再"疏理气机"。生其津宜小柴胡汤。

故尝试处方：柴胡10g，黄芩10g，党参15g，荆芥10g，苏叶10g，桃仁10g，大黄6g，丹皮10g。

5剂后患者热势减轻，但至夜仍有发热，体温在38～39℃之间，二便闭，口渴。联系面部、周身发黄一症，考虑为下焦蓄血。吴有性于《瘟疫论》中提及："发黄一证，胃实失下，表里壅闭，郁而为黄，热更不泄，搏血为瘀……但蓄血一行，热随血泄，黄因随减。”又言：“胃实失下，至夜发热者，热留血分，更加失下，必至瘀血。”若经治疗以后，“昼日热减，至夜独热者，瘀血未行也，宜桃仁承气汤”。

或问，为什么考虑为“胃实失下”？

患者体虚无疑，但长期进补，胃气虚索，饮食入胃，停滞中焦，终致腹部胀满，二便闭，饮食不能入。表象上表现为“胃家实”。此当急则治标，故在前方去荆芥、苏叶，加当归10g，芍药10g，芒硝3g（冲服），继服4剂。

服后二便得通，夜间热势减轻，身黄稍减，口不渴。予原方继服3剂，热退身凉，面、身发黄消失，饮食稍进，精神好转。

后以小柴胡汤合六君子汤长期调理善后，发热少发。

又或有问，少腹满，小便自利者，考虑为蓄血；小便不利者，考虑为蓄水。今小便不利，为何考虑为“蓄血”？

笔者认为，小便利与不利不当作为“蓄水”证、“蓄血”证的鉴别要点。临床上常两者并见，很难严格区分。《金匮要略·水气病》篇有言：“血不利则为水”，又言，“少阳脉卑，少阴脉细，男子则小便不利，妇人则经水不通”，而《本草经疏》又言，“血蓄膀胱，则水道不通”。可见两者并不能截然分开。

又问，案中口渴者为何不加生津止渴之品？

答：本案中患者口渴为瘀血口渴，而非气热而渴。瘀血发渴者，因瘀血内阻，气不能载津液上承所致。故治病的根本在于祛瘀血。

病例三：腹痛案

张某，女，21岁，诊断为脊神经纤维瘤病，于2016年5月入院治疗。全身弥漫性牛奶咖啡斑分布，影像学检查见胸骨过度弯曲，曾行手术治疗，术后患者诉身高增加5cm。主症见性格怪异，喜怒无常，双下肢乏力，行走欠稳。后反复腹痛，脐以下明显。稍食则腹胀，大便闭，无矢气，小便尚可。口不渴，汗不多，皮肤干燥，睡眠尚可。舌暗，苔白，脉弦滑。

分析症状，患者腹痛、腹胀、便秘、停滞排气，这是临床上典型的完全性肠梗阻的表现。但腹痛非剧烈疼痛，自觉刺痛，隐隐而痛，尚可忍受。追问病史，患者既往月经不规律。经期腹痛明显，经量少，经期经常延后。结合舌暗、脉弦一症，辨为血瘀证。又因病位在脐之下，故选少腹逐瘀汤加减：

小茴香5g，干姜10g，没药6g，当归15g，川芎10g，肉桂5g（后下），赤芍10g，蒲黄10g（包煎），五灵脂5g（包煎），熟大黄6g，桃仁10g。连服7剂，患者腹痛减而大便通。然虑及其皮肤干燥、性格怪异、喜怒无常、月经不调诸症，考虑为气滞血瘀、津液不和，故后方以小柴胡汤合桃红四物汤加减长期治疗。

柴胡10g，黄芩10g，党参15g，半夏10g，当归10g，白芍10g，桃仁10g，红花10g，川芎10g，香附10g，甘草5g。

经治疗后，6～8月间患者腹痛再无发作，且经量较前增多。

以上三案论述均提到脊髓病变，而它们的共同点是血虚、血瘀。至于处方用药，也大多以活血祛瘀开始，以调和津液、养荣补虚收尾。

论到血证，古代医家对此研究较深的当属清代的唐容川和王清任。王清任于《医林改错》中立五方：通窍活血汤、血府逐瘀汤、膈下逐瘀汤、少腹逐瘀汤、身痛逐瘀汤，成为后世治疗血瘀的经典用方，其书中一句“血化下行不作劳”更是揭示了活血下瘀的重要性。而唐容川则对血证有更深入的认识。其所著《血证论》一书开篇即言，“人之一身，不外阴阳，而阴阳二字即水火，水火二字即是气血。水即化气，火即化血”；又言，“气为阳，气盛即为火盛；血为阴，血虚即是水虚。一而二，二而一者也”。论到治法，言：“治血者必以脾为主，乃为有要。至于治气，亦宜以脾为主”；又说：“（治气者）脾不治水固宜燥，脾不升津则宜滋，气分不可留水邪，气分亦不可无水津也。”“（治血者）病在火脏宜寒凉，病在土脏宜甘缓也。”

论到脊髓病，临床上见之多由外伤、压迫、血管病变、代谢障碍、营养不良等引起，多归属于血虚、血瘀的范畴，也就是前面论及的血证。而在疾病变化过程中，会出现以不同症状为主要表现的临床特征，如前面所论及的汗出、发热、腹痛，再如二便不通、头晕、呼吸困难、失音、呕吐、肿胀、健忘、喘息等，虽症见不同，然治唯一法，和解是也。

再论小柴胡汤。小柴胡汤是唐容川在治疗血证过程中最常用到的方剂，取之于张仲景小柴胡汤条文之下的自注："上焦得通，津液得下，胃气因和"。"是通津液，即是和胃气"，这是唐容川的解释，也因此指出无论治气、治血，均需以脾胃为先。

"饮入于胃，游溢精气，上输于脾。脾气散精，上归于肺，通调水道，下输膀胱。水精四布，五经并行，合于四时五脏阴阳，揆度以为常也。"（《素问·经脉别论》）这是一段很经典的论述，然每一次读都会有不同的解读。

这是讲津液在体内的输布过程，也指出了胃的重要性。只有胃气和，才可"脾气散精"、肺"通调水道""水精四布，五经并行"。而后代医家也根据此将小柴胡汤用于治疗水液病，并认为水液病的原因在于三焦不通。如陈修园在《时方妙用》中所言："'上焦如雾'，气中有水也；'下焦如渎'，水中有气也；'中焦如沤'，气水相涵于其中也。凡水道不通，溢于外而为肿，积于中而为胀，凌于肺为咳呕，流于肠为泄泻，宜专责之三焦，与他脏无涉。"

从"气血津液辨证"说起

——小便不利治案一则

见一帕金森病患者，男，73岁，退休干部，2016年6月15日入院治疗。进行性静止性震颤3年余，行动迟缓2年余。现症见神疲乏力，少气懒言，纳少眠差，形体消瘦。四肢乏力，行动迟缓，静止状态下可见肢体不自主颤动。今年2月开始出现小便困难，点滴难出，尿频、尿急，曾住院治疗，诊断为神经源性膀胱。后予手术治疗，现留置膀胱造瘘管。夜汗多、身热，微恶风寒，无头身疼痛，无口渴，大便偏干，2日1行。舌暗红少津，苔少，脉涩而大。

从患者整体状况分析，属于虚证无疑，且属阴虚，从舌红少津、脉涩一症可见。

曾请一老教授会诊，处方如下：熟地10g，生地10g，天冬15g，麦冬15g，党参15g，茯苓10g，白术15g，黄柏10g，知母10g，当归10g，甘草5g。

服药4剂后，患者精神状态较前好转，言语声可。予遵原方再服3剂，自诉夜间偶有小便从尿道而出（入院时已嘱患者日常夹闭膀胱造瘘管，定时开放），量少，纳差同前，肢体乏力减轻；继服3剂，纳差反增，疲倦，尿量亦少，舌脉同前。予改方。

红参5g（炖服），白芍10g，扁豆15g，山药15g，沉香3g（后下），莲肉10g，钩藤10g（后下），荷叶10g，黄柏10g，肉桂5g。

服4剂后患者饮食稍进，睡眠较前好转；嘱原方继服3剂，纳、眠如常，小便可自解，量少，点滴而出，夜间可见尿失禁；口干，大便偏干，舌润少苔，脉涩缓。再服4剂，症状同前，无明显改善。予改方。

制首乌15g，当归15g，葛根10g，桂枝5g，白术10g，茯苓10g，泽泻15g，猪苓10g，荷叶10g。

服7剂后大便可，小便自解，尿量较前增多（已拔出膀胱造瘘管，日导尿1次，连续多日复查膀胱残余尿量小于80ml），脉象细缓。转以补益剂善后。

三次改方，看似杂乱无章，实则有规律可循。

首先是用药纠偏，从第一方到第二方是纠偏，由厚味滋腻以养阴至甘平和缓以理阴。其次是用药次第，从第二方到第三方强调用药次第，钩藤、荷叶、葛根、柴胡的不同；熟地、制首乌的不同；熟地、黄柏、肉桂、桂枝、茯苓、泽泻的不同。

老年患者，久病脏腑亏损，阴阳气血虚衰，故久虚不复成劳。对于虚劳一病，清初吴澄所著《不居集》是论述虚劳的专著。其最为推崇的是元代葛可久所著的《十药神书》，将葛可久与秦越人、张仲景并称。谓虚劳一病，“历代治法，首宗秦越人，次张仲景，次葛真人，此二圣一仙乃治虚损之祖也”。又言：“其（葛可久）治虚损之法，有非后世意想所能及者。其立十方也，方方玄奥；用药也，味味精奇，可为千百世法。”（节自《读书析疑与临证得失》）

本案中，第一方化裁于《十药神书》中的保真汤。原方治“虚弱，骨蒸，体虚”，常与保元汤合用治肺痿。方中二地、二冬并用滋肾阴以济心火，安心神以除烦，针对睡眠差而设。且夜汗多，形体消瘦，小便闭，大便不畅，苔少，脉涩而大，肾阴虚也。熟地黄为滋阴补肾主药，“各脏腑阴分虚损者，熟地黄皆能补之”。《本草纲目》言：“（熟地黄）利大小肠……补五脏内伤不足……通血脉，益气力……生者，尤良。得清酒、麦门冬，尤良。”李东垣也说：“仲景制八味丸，以熟地黄为诸药之首，天一所生之源也。”张锡纯也表示：“（熟地黄）治阴虚发热，阴虚不纳气作喘，劳瘵咳嗽，肾虚不能漉水，小便短少，积成水肿”，可见熟地在这里既可滋阴补虚，又可治水，又可通便。

夜间身热，微恶风寒，无外感之因，为血虚发热。李东垣曾立当归补血汤治疗血虚发热，以当归和营养血。又言："生地黄，治手足心热及心热……能益肾水而治血"，故又以生地黄治血热。

神疲乏力，少气懒言，纳差者，因中气不足，脾失健运，故合四君子汤健脾益气使生化有源；阴阳互根互用，又相互对立，阴虚则相对阳盛，故又以黄柏、知母泻阴火。

至于在原方中去五味子，以其酸敛之性不利于小便通利，且原方为治肺痿而设，五味子酸敛肺阴而有补肺之功，现患者并无咳嗽、咯血等肺家表现，故不用。

如此处方似乎说理也通，且何绍奇评保真汤立方："真能超越前人。"而病人初服汤药后似乎确见疗效，然再服则纳差反增，精神转差，如何理解？

《不居集》中论虚劳治法，主张以健脾补中为主。"人之一身，以胃气为主，胃气旺则五脏受荫，水精四布。"脾升胃降之功能恢复，饮食渐增，津液渐旺，则"能充血生精，虚者可以渐复，危者可以渐挽。""然他（吴澄）认为前人理脾健胃，多用参、芪、术、草之甘温之味，'偏补胃中之阳而不及脾中之阴'，不知'虚损之人，多为阴火所烁，津液不足'。"（《读书析疑与临证得失》）

初服上方，脾胃之阳气健，故精神稍有好转，言语声高，但继服原方脾胃之阴愈加耗散，故纳差反增。且观方中养阴诸药，当归"味辛而大温，阳也"；熟地黄"气寒，味苦……甘，微苦，味厚气薄，阴中阳也"；生地黄"气寒味苦，阴中之阳"；天冬"气寒，味微苦。苦而辛，气薄味厚，阴也……阳中之阴"；麦冬"气寒，味微苦、甘。微寒，阳中微阴也。"

当归辛温，辛散温补以耗阴；余药皆气寒味苦，苦寒沉降损脾胃化源，终致正气愈虚。

（此时虽有二地、二冬之滋阴生水，但药物本性兼耗散之弊，且有参、芪、术、草甘温之助，又添黄柏、知母苦寒之降，耗损多而化生少，故疾病愈盛。其口不渴者，虽元阴亏虚，然元阳易损故也。）

如此，又该如何处方？

“当以芳香甘平，培补中宫而不燥津液之品，务期燥湿合宜。”（《不居集》）

故后改方以吴氏之资成方加减理脾阴，同时以小量红参顾护正气，以小量沉香、肉桂引火归元。《本草通玄》中载，“（沉香）扶脾而运行不倦，达肾而导火归元”，《汤液本草》中载“（肉桂）补命门不足，益火消阴”。此间形体消瘦、少气懒言、至夜发热、身热汗出等阴虚火旺之症，可滋阴，却不可降火、清火，需反其道而行，引之下行。另方中黄柏、肉桂有通关丸之意，治不渴而小便闭者，热在下焦血分。又诸药皆降，故加荷叶、钩藤以升清。

服药后，患者整体状况好转，饮食可进，睡眠好转，肢体乏力减轻，大小便较前均有好转，但便仍偏干。脉象由涩而大变为涩而缓。

从脉象入手，涩主血虚、血少。细涩似乎很好理解，涩而大如何解释？涩则血虚，虚则空，空则大，脉大主病进。脉大针对脉形而言，脉涩针对脉体而言。这是一种很不好的脉象。然服药后脉象由大变缓，“缓涩主脾薄”（《濒湖脉诀》），较之于涩而大，脾胃衰惫已有明显改善，但仍见血虚，且在此基础上出现口干。

（此时，虽有山药、白芍、莲肉、扁豆以助脾阴之生，但生而无化，生而不行，津液不布，故口干、便干。）

故又改方以小剂量五苓散化气以利水，重用首乌、当归，仍以补虚为要。改钩藤为葛根者，钩藤与葛根均有“轻疏达表”“横行托里”的作用，其性皆凉。但钩藤甘平，葛根辛散，阴虚不任疏散者，钩藤为宜；今脾阴已复，亟待输布，故用以葛根。

服药后，患者脉象较前再为和缓，苔虽少但润，津液生化有源；且小便自解，大便通畅，精神好转。

至于方中用药。

先论柴胡、葛根。柴胡“妙在升举拔陷”，葛根“妙在横行托里”，一以升提，一以托举，这是两者的区别；但两者均辛散，且“柴胡劫肝阴”，有耗阴之弊。

又论荷叶、柴胡。两者“气味俱轻，阳也，升也，纯阳”。但荷叶中空，生于水土之下，出于污秽之中而不染，其质清，升发之性若清风拂面，扶摇而上；而较之荷叶，柴胡性浊，其升发之性若提携托举，似外力使然。

再论熟地、首乌。《不居集》中记载，“阴分不足而不胜熟地者，代之首乌”。其“不胜”二字似乎有首乌补益之功不及熟地之嫌。然《本草纲目》中有载“（首乌）不寒不燥，功在地黄、天冬诸药之上”。具体分析：熟地偏动而首乌居静；首乌质厚而熟地质薄；首乌善补阴精而熟地善补阴液。两者功用本不同，故其“不胜”二字，或可理解为“不适合”“不便”更为恰当，

纵观整案分析，虽略显繁杂，且病症变化繁多，但从首方开始，小便不利症状始终在好转，这是需要肯定的。而本案中，治疗小便不利的原则根据病情变化也经历了以下三个步骤：其一，天一生水，以熟地助生水之源；其二，引火归元，少火以生气，通过元阳之温煦作用使津液蒸腾变化，各归其道；其三，温阳利水，辛温以行气，通过辛散温通助水液输布。

这就是我们要说的中医辨证方法，气血津液辨证。

曾看过一则很是简洁的病例，出自赵绍琴之手。以苏叶、杏仁、枇杷叶各 10 克，水煎服，治好了一位尿闭数日的患者；还有一案，更为简洁，以一味苏叶煎汤代茶饮治好了一位产后尿潴留近半月的患者。每读及此大多会拍案叫绝，不禁感叹赵老之用方绝妙。原文题名《提壶揭盖水自流》，是典型的下病上治之法。

对于这种治法，其他医者也有论述。如叶天士常言，“丹溪每治肠痹，必开肺气”“丹溪每治在肺，肺气化则便自通”；丁甘仁则有一句更为形象的论述：“譬沉竹管于水中，一指遏其上窍，则滴水不坠，去其指则管无余水矣。”

那么问题来了，治疗小便不利，何时用“提壶揭盖”法，何时因势利导，何时补其不足呢？

这就需要准确辨证。以上两案属于“气”病，故可以用开提肺气，疏散解表等法治疗尿闭；而前面我们所论及的案例，从疾病的变化过程来看，分别属于“津液”病、“水液”病，然津亏者需补其不足，水停者需利水。

活其血气，以利风水

——慢性心力衰竭治案一则

见一患者，女，59岁，2014年3月6日初诊。主诉：反复胸闷、气短10余年，加重3天。胸闷、气短10余年，活动后加重，休息可减轻。曾多次住院治疗，西医诊断为冠心病、心力衰竭、心功能Ⅳ级、高血压3级（极高危组）。平素常备降压、强心、扩冠等药物治疗。近3天来病情加重，夜间不能平卧，颜面及四肢轻度浮肿。刻诊：面色㿠白，形体偏胖，精神疲惫，语声低微。胸闷、气短，偶有心前区疼痛，很快缓解。伴头晕，咳嗽，痰液呈稀白泡沫状。颜面及四肢轻度浮肿，纳欠佳，眠差，二便尚可。唇色淡紫，舌质淡红，舌体胖大，苔润，脉沉细。辨证为阳虚饮停，瘀血留滞。处方以真武汤合桂枝茯苓丸加减温阳活血利水。

【处方】熟附子（先煎）9g，生白术15g，茯苓12g，生姜9g，桂枝9g，桃仁（打碎）12g，赤芍15g，丹皮9g，葶苈子（包煎）9g，益母草12g，薤白12g。

5剂，水煎服。

2014年3月11日二诊。服药后颜面及肢体浮肿消失，胸闷、气促稍有减轻。现见背部怕冷，少许发热。余症同前。舌脉同前。于原方中加黄芪15g，防风9g，7剂，水煎服。

2014年3月18日三诊。背寒、怕冷消失，无明显胸闷、气促，夜间可以平卧。现症：睡眠差，仍有头晕，偶有咳嗽，无痰。舌淡红，苔白，脉弦细。

【处方】柴胡9g，赤芍9g，川芎9g，生地9g，当归9g，枳壳9g，桃仁12g，红花9g，川牛膝9g，桔梗9g，五味子6g，生白术15g，生甘草3g。5剂，水煎服。

药后病愈。

【分析】首诊实际为桂枝汤去芍药加附子汤合桂枝茯苓丸。以桂枝汤去芍药加附子汤再加薤白温振心阳，桂枝茯苓丸加葶苈子、益母草活血利水。分析案中患者见症，似乎没有瘀血的证据：唇色淡紫可以为瘀，但更多为寒；脉象沉细多为寒，脉细者血少似乎也能解释得通。但仅凭这两点无法解释使用桂枝茯苓丸的原因。

“处方用药不一定非要方症对应，一些时候，如果患者表现出来的症状不反对医者用这张处方，也可以用”，这是高建忠老师曾经和学生们提到的。当时笔者并不能完全体会，后来翻阅这则案例时，感触颇深。桂枝茯苓丸是一张行气活血的方子，出自《金匮要略·妇人病》，原方是治疗妇人素有癥瘕的。在此案中，患者虽没有明显瘀阻的征象，但也没有明确不能用此方的证据，且叶天士曾说：“久病入络”。

方后患者症状明显减轻。二诊时出现背寒、发热，结合患者少气、懒言等症，考虑为气虚不固，故加黄芪、防风，有合入玉屏风散之意。还有另一层含义，黄芪、赤芍、防风组合即王清任创立的黄芪赤风汤。原方主治疮疡肿痛，有很好的调气活血的作用。

三诊症状进一步减轻，胸闷、气促、浮肿等消失。患者所苦的唯有眠差、咳嗽、头晕三个方面。脉象由沉细变为弦细，这种变化是好事，说明阳气恢复了。选用血府逐瘀汤也是来源于王清任。其所创的五张活血方剂（血府逐瘀汤、通窍活血汤、膈下逐瘀汤、少腹逐瘀汤、身痛逐瘀汤）被后世医家广为推崇，而这五张方剂的鉴别点就在于病位。其中血府逐瘀汤主要治疗胸膈以上的病变。高老师在临床中凡见头晕、睡眠欠佳的患者，若兼见胸部不适，没有痰证、湿证等舌象、脉象支持的，多选血府逐瘀汤；若见汗出多者，多选柴胡桂枝汤；若见舌苔偏腻者，多用温胆汤，疗效很好。

浅谈“血不利则为水”

——由《伤寒论》到《血证论》

临床中，凡见脑水肿、心衰、腹胀、肾病综合征等病人，医生都会给他们用活血化瘀的针剂，如血栓通注射液、丹参注射液、红景天注射液等，先不论用药的成本如何，仅从理论上讲，这些都是有依据的。

“血不利则为水”，原文出自张仲景《金匮要略·水气病》。“寸口脉沉而迟，沉则为水，迟则为寒，寒水相搏，趺阳脉伏，水谷不化，脾气衰则鹜溏，胃气衰则身肿；少阳脉卑，少阴脉细，男子则小便不利，妇人则经水不通，经为血，血不利则为水，名曰血分。”

何为“血分”，仲景解释说：“经水前断，后病水，名曰血分，此病难治。”

何为“水分”，仲景解释说：“先病水，后经水断，名曰水分，此病易治。”

何为“气分”，仲景解释说：“阴阳相得，其气乃行，大气一转，其气乃散；实则失气，虚则遗尿，名曰气分。”

对于气、血、水的关系，从物质生成的角度来说，可以做如下解释。

“水谷皆入于口，其味有五，各注其海，津液各走其道。故上焦出气，以温肌肉，充皮肤，为津，其流而不行者，为液”，此为津与液。“夫水者，循津液而流也”，此为水。“中焦出气如露，上注谿谷，而渗孙脉，津液和调，变化而赤为血”，此为血。“上焦开发，宣五谷味，熏肤、充身、泽毛，若雾露之溉，是谓气”，此为气。不难看出，水与津液并行，津液调和则为血，气蒸腾津液以荣养周身。水、津液、血，三者虽叫法不同，但本源一也。也就是说，在生理状态下，三者可相互转化；在病理状态下，三者可相互为病。

在《金匮要略·水气病》没有提出具体的治疗方法。最先提出明确治疗方药的是唐代的孙思邈，其在《备急千金要方》中提出用丹参、鬼箭羽合五苓散治疗血分病之水肿，并创立了“治水通身肿方”。原方：葶苈子、桃仁各等分，上二味皆熬，合捣为丸服之。

在隋代巢元方《诸病源候论》中，明确提出了“瘀血”与“水停”的关系。“夫水之病寻其病根，皆为营卫不调，经脉否涩”“血水相并，津液壅涩，脾胃衰弱者，水气流溢，变为水肿”“三焦不泻，经脉闭涩，故水气溢于皮肤，而令肿也”“由经脉闭塞，水气停于腹内”“由经脉闭塞，水气停于心下”，可见古代医者已逐渐开始重视此两者的关系。

谈到血证，不得不提清代的唐容川，其所著《血证论》一书对血证论治有了极大的发展。在开篇《阴阳水火气血论》中，即对气、血、水、火的关系做了明确的总结：“人之一身，不外阴阳，而阴阳二字即水火，水火二字即气血。水即化气，火即化血”。又说：“夫水、火、气、血固是对子，然亦相互维系，故水病累及血，血病累及气。”

对于“血不利则为水”，唐容川从痰、饮、汗出、水肿、小便不利等方面做了列举。

血家病痰，有血瘀者，有血少者。血少者阴火旺盛，凝结津液；血瘀者阻壅气道，气壅则水壅，水壅则变生痰饮。对于阴亏火旺，痰结不散者，又有肺津亏虚，心火乘之，凝结为痰；心火亢胜，肺金被克，津液不布；肝火旺盛，激动肾水，上冲于肺，肺中停饮；冲气上逆，壅于咽中，而成梅核；下焦血虚，血虚气热，炼液为痰。

血证病水肿。唐容川认为，气即是水，血中有气就是血中有水。因此肌表有汗，口鼻中有津液，胞中有水，实际上是血与水并存。所以血病则是水病，水病即是血病。对于瘀血流注而表现为肿胀的，就像女子胞水变为经血，男子胞血变为精液，外科疮疡肿毒的血积变为脓水一般，是血变化为水之症。

血证出汗。血虚则气热，蒸发其水，而为汗出。其中，但头汗出者，是血虚于表，阳郁于里，故冒于上而为汗，唐容川以小柴胡汤解其郁，李东垣以当归补血汤散其火；蒸蒸汗出者，是血虚气盛；手足濈然汗出者，是胃中有瘀血；睡眠中盗汗者，是血虚阴不纳阳。

血证小便不利。肺痿叶焦，肺失治节，津液不流，气不得下，故小便不利；血虚心火旺盛，遗热于小肠，小肠不能分清泌浊，故小便短赤；肝火怒动，前阴不利，甚则疼痛，故小便不利；肾中阴虚，水液不化，故小便不利；败精为浊，瘀阻气道，故小便不利。

……

唐容川认为，人身之气，生于脐下丹田之中。而脐下即为肾和膀胱，是水液的归属之地。在肾与膀胱的水液，有赖吸入的清气、肺的宣降引心火下行于肾，蒸腾水液变化为气，这是气的产生。而人身之火，为心之所主，化生血液，下藏于肝脏，寄居于血海。在下焦，血海与膀胱同居一地；在上焦，肺主水道，心主血脉，两者亦同居一地；在肌表，汗出于皮毛，血行于经脉，相倚而行，相互维系。另外，血生于心火而下藏于肝，气生于肾水而上注于肺，其间运行上下者，均赖脾之转运。所以，汗出过多会伤血，大下后津液亡失会伤血，热结膀胱会伤血，这些是水病累及血的一面。从另一个角度讲，吐血、咯血者必兼痰饮，血虚阴液亏竭者会致痰凝不散，失血者往往会水肿，瘀血化水也会发生水肿，这些是血病累及水的情况。

重新回到张仲景对于“血分”“水分”的解释。

何谓“水分”？唐容川认为，肾气下行，则水出膀胱。若肾气不化于膀胱，反载膀胱之水上行，水随火上而沸腾，引动胞血随之而上，是先有水肿而见经血不行，是病在水分。

何谓“血分”？胞中经血亏虚，血少则气盛，气盛则蒸腾在下之水液上行，或至于腹，或留于胸，或停饮于肺，或溢于肌肤。此为先见经血不行而后见水饮为病，病在血分。

唐容川在《血证论》中一再强调：“血病不离乎水，水病不离乎血”“水病则累血”“血病则累水”“水为血之倡，气行则水行，水行则血行”，目的在于告诫人们血与水原本一体：“血不利则为水”，同样，水不利也可为血。临床中两者可相互借鉴。

切忌“虚虚之戒”

——老年便秘治案两则

曾见一患者，女，57 岁，脑膜瘤术后半年。入院时精神疲倦，舌强语謇，四肢乏力，右侧明显。时有头晕，豁豁然，胸中烦闷；恶心，口吐黄绿色清水，饮食难入，多食则吐，大便困难，近 1 周未解。查其舌脉，舌暗，苔黄干，脉数有力。

方中脉、症是相对矛盾的两个方面，患者整体精神状态极差，脉象却数而有力，三部皆实。如何解释？

见一老教授治疗此病，处方很简单，生石膏 30g，生赭石 30g，红参 10g，山药 15g，天冬 10g，麦冬 10g。服 3 剂后呕吐止而大便通，脉象变缓、沉取无力，后改方以补中益气汤长期调理。

初看此方时，很容易想到旋覆代赭石汤。但是方中没有旋覆花，没有生姜、半夏之类，显然不是。另外旋覆代赭石汤所治之呕吐除有胃气上逆之外，还有肝气上犯，痰涎壅盛，故而需要用到旋覆花、半夏、生姜等消散痰饮之品，且方中此三味分量极大，而代赭石仅佐以少量以镇肝气。而此案中代赭石用大量至30g，无明显痰涎壅盛的证据，且经服药呕吐止、大便通后，脉象反变虚缓。由此可反推，“脉数有力”是一种病态表现。

学中医需要扎实的基本功，这一点笔者从老教授身上得到了深刻的体会。犹记得教授在看过病人，诊脉结束后说了这样一句：“气来实强，是谓太过。”此后在讲解这张方子时又再次针对脉象做了重点说明。脉象三部皆实，病人整体状态又极差，怎么考虑？脉实怎么考虑？脉实是实证吗？

很明显，针对该患者而言，都不是。“实脉为阳火郁成，发狂谵语吐频频。或为阳毒或伤食，大便不通或气疼。寸实应知面热风，咽痛舌强气填胸。当关脾热中宫满，尺实腰肠痛不通。”这是老教授随口背出来的，却是我之后查了资料才记下来的。出自李时珍的《濒湖脉诀》。病案中，苔黄、舌强语謇，故见寸脉实；饮食难入，多食则吐，时有呕吐，故见关脉实；大便不通，故见尺脉实。但一句“气来实强，是谓太过”揭露了疾病的本质，还是虚证。

琢磨这张方子，我又想到了张锡纯。翻阅张锡纯的《医学衷中参西录》，在附录中遇到了相似的记载。原文题为《答章景和君代友问病案治法》，原病案不详，但分析值得借鉴。“胃阴亏损，胃气上逆，当投以滋胃液，降胃气之品。然病久气虚，又当以补气之药佐之。爰拟方如下，放胆服之，必能止呕吐、通大便……生赭石二两，生山药一两，潞党参五钱，天冬八钱”。方后明言：“三剂后吐必止，便必顺。”且强调“用此方者，赭石千万不可减量”。

“赭石色赤，性微凉，能生血兼能凉血，而其质重坠。又善镇逆气，降痰涎，止呕吐，通燥结，用之得当能建奇效……且性甚平和，虽降逆气而不伤正气，通燥结而毫无开破。”（《医学衷中参西录》）这是张锡纯对于赭石用法的体会，至于其对于赭石不伤正反而顾护正气的解释暂且不论对错，但“有故无陨，是无陨也”一句值得思考。

回到原来的病例，症见头晕、豁豁然、多食即吐，是胃阴不足的表现，故用山药滋胃阴；胸中烦闷，舌苔干黄，脉象数而有力是阴虚火旺，夹杂外感的表现，故以生石膏清热兼养胃阴；呕吐黄绿苦水是肝气犯胃的表现，大便干结是肠中燥结的表现，故以代赭石镇逆气而通燥结。因久病元气亏虚，精气耗损，故加红参、天冬、麦冬顾护正气。其中红参大补元气，兼补肺、脾、胃气；“天冬含有人参性味，外刚内柔，汁浆浓润”，可“通利二便……补益气分”“麦冬质柔而韧，色兼黄白，脉络贯心，恰合胃之形象……且味甘中带苦，又合从胃至心之妙，是以胃得之而能舒精上行，自不与它脏腑相绝；肺得之而能敷布四脏，洒陈五腑，结气自尔消熔。”麦冬、天冬合用，一以化生津液，一以洒陈脏腑以养身，又可润肠通腑，大有增液汤之意。

如此处方，虽以泻实（通腑）为名，但功在扶正养阴，故服后吐止便通，精神好转。

又见一病人，男，65 岁，脑出血后 1 月。右侧偏瘫，麻木，气短懒言，足不能行。精神困倦，睡眠差，饮食尚可，大便困难，夜尿频。查舌苔脉象，舌暗，苔少而润，脉大，沉取无力。

仅从症状分析，老年患者，脑出血后 1 月，不论起病当时病势之缓急，现患者神志清楚，整体身体状况较差，属于虚证。

《黄帝内经》有言：“东方生风，风生木，木生酸，酸生肝。”“故肝为风木之脏，因有相火内寄，体阴用阳，其性刚，主动主升，全赖肾水以涵之，血液以濡之，肺金清肃下降之令以平之，中宫敦阜之土气以培之，则刚劲之质得为柔和之体，遂其调达畅茂之性，何病之有?”现患者肾水不足，精血衰惫，虚风动络，而见肢体偏瘫，麻木；肺主气司呼吸，肺金清肃之令不能下行，肺气不得宣发，水谷精微失于布散，肺气不得助心以行血，故见少气懒言。

舌暗，比舌红颜色深，为绛舌。舌绛少苔而润者，多属血瘀。

脉大为病进，大而有力为邪热实证，大而无力为气不内守之虚证。

《金匮要略》有言："夫男子平人，脉大为劳，极虚亦为劳。"

大便困难，夜尿频，两者可结合起来看，当属虚，属津液不流。《素问·金匮真言论》有言："北方黑色，入通于肾，开窍于二阴。"《医学启源·六气方治》云："凡脏腑之秘，不可一例治疗。有虚秘，有实秘。有胃实而秘者，能饮食，小便赤；有胃虚而秘者，不能饮食，小便清利。"《临证指南医案》亦云："凡小便闭而大便通调者，或膀胱热结，或水源不清，湿证居多。若大便闭而小便通调者，或二肠滞气，或津液不流，湿证居多。"

结合以上分析，本案当属肾虚、血瘀、气滞并见，凡肾虚者忌燥，当需辛以润之；气滞血瘀者，当行气活血以通之。老年便秘，虚者多，虚中夹实者多，故不可一味言补，也不可犯"虚虚之戒"。

【处方】肉苁蓉 10g，枸杞子 20g，当归 10g，柏子仁 15g，怀牛膝 10g，皂角子 10g，枳壳 10g，大腹皮 10g，荷叶 10g。

7 剂之后，患者大便得通，精神好转。

方中肉苁蓉、枸杞子、当归、柏子仁、皂角子均为辛润之品：肉苁蓉、枸杞子、当归属肝肾之药，补肝肾以益精血（此三味用以补虚）；柏子仁属肾之药，用之以润，还可以"治腰肾中冷，膀胱中冷脓宿水"（《汤液本草》），皂角子属肺经药，可"通肺与大肠气"（《本草纲目》），此二味用以流通津液。牛膝补肝肾、强筋骨，且行气活血，引火下行，对于老年肾虚，下元虚冷者尤宜；枳壳、大腹皮行气导滞，助通下之功；诸药皆降，取荷叶一味升清，防降之太过。

处方中，比较新颖的是皂角子、枳壳、大腹皮的用法，方中治患者便秘，此三味起到了决定性的作用。治便秘治肺，下病治上，腑病治脏，这是应当借鉴的。

《临证指南医案》中载有相似的用法：食下䐜胀，旬日得一更衣。肠胃皆腑，以通为用。丹溪每治肠痹，必开肺气，谓表里相应治法。

杏仁，紫菀，冬葵子，桑叶，瓜蒌皮。

又，高年疟后，内伤食物，腑气阻痹，浊攻腹痛，二便至今不通，诊脉右部弦搏，渴思冷饮。昔丹溪，大小肠气闭于下，每每开提肺气。《黄帝内经》谓肺主一身气化。天气降，斯云雾清，而诸窍皆为通利。若必以消食辛温，恐胃口再伤，滋扰忧症。圣人以真气不可破泄，老年当遵守。

紫菀，杏仁，瓜蒌皮，郁金，山栀，香豉。

两案中，叶天士的处方均提到丹溪用法，“开上窍以通下窍”。尤其是针对老年患者，病案中也明确提出“圣人以真气不可破泄，老年当遵守”，所谓“下不嫌迟”，顾护正气为先。

临床中对于老年便秘屡进药食疗效欠佳者，峻下之药仍需慎用，相较而言灌肠、排气、腹部按摩等外用治法更为平稳。

浅谈《伤寒论》中“误汗”

《伤寒论》关于六经病证，每一经都有纲领性的条文，每一经都有主症、主方。

对于太阳病，“太阳之为病，脉浮，头项强痛而恶寒”，主方为麻黄汤、桂枝汤。

对于阳明病，“阳明之为病，胃家实是也”，主方为白虎汤、承气汤。

对于少阳病，“少阳之为病，口苦、咽干、目眩也”，主方小柴胡汤。

对于太阴病，“太阴之为病，腹满而吐，食不下，自利益甚，时腹自痛。若下之，必胸下结硬”，主方四逆辈。

对于少阴病，“少阴之为病，脉微细，但欲寐也”，主方四逆辈。

对于厥阴病，“厥阴之为病，消渴，气上撞心，心中疼热，饥而不欲食，食则吐蛔。下之利不止”，主方乌梅丸。

总结《伤寒论》各经治法，无非以下四种：在表者汗之，在里者下之，寒者温之，半表半里、寒热错杂者和解之。其中，汗、下为最常见的两种手段。《伤寒论》中很多变证、坏证也大多由误汗、误下而来。基于此，本篇文章重点从“误汗”角度对《伤寒论》条文进行归纳。

所谓“误汗”，包括“不当汗而汗”“当汗而不汗”“汗出太过”“汗出不及”以及“禁汗”五种。笔者从《伤寒论》398 条原文中总结出 58 条“误汗”证，其中太阳病篇 39 条，阳明病篇 9 条，少阳病篇 1 条，太阴病篇 1 条，少阴病篇 5 条，厥阴病篇 3 条。现记录于下。

一、当汗而不发汗者

太阳病本应汗出而解，医者反用吐利、泻下、冷水灌之等法，最终出现以下几种变证。

其一，表邪入里，如“脉促胸闷”之桂枝去芍药汤证（22 条），“腹满时痛”之桂枝加芍药汤证（276 条），“太阳随经，瘀热在里”之抵当汤证。其二，循经传变，如邪入阳明之葛根黄芩黄连汤证（31 条），邪入少阴之四逆汤证（91 条），“脉浮而动数”“微盗汗出”之柴胡桂枝汤证（134 条）。其三，重伤阳气，如伤及胸阳之苓桂术甘汤证（67 条），伤及胃阳之甘草泻心汤证（158 条）、大陷胸汤证（134 条），阳虚躁烦之干姜附子汤证（61 条）。其四，耗竭阴液，入血动血（59 条、294 条）。其五，阳郁于表（141 条）。原文如下。

第 22 条：太阳病，下之后，脉促胸满者，桂枝去芍药汤主之。

第 279 条：本太阳病，医反下之，因而腹满时痛者，属太阴也，桂枝加芍药汤主之。大实痛者，桂枝加大黄汤主之。

（此两条须相互对照来看。一者出现胸满，一者出现腹满；一者去芍药，一者加芍药。对此，刘渡舟的解释为“胸为阳，胸阳不利出现胸满，都去芍药；脾为阴，脾阴不利出现腹满，都加芍药”。）

第 124 条：太阳病，六七日表证仍在，脉微而沉，反不结胸，其人发狂者，以热在下焦，少腹当硬满，小便自利者，下血乃愈。所以然者，以太阳随经，瘀热在里故也。抵当汤主之。

（此为太阳病汗出不彻，七八日乃太阳经尽之时，仍有表证，须再作汗解，然医反下之，致表邪入里。）

第31条：太阳病，桂枝证，医反下之，利遂不止。脉促者，表未解也。喘而汗出者，葛根黄芩黄连汤主之。

（此为邪入阳明。）

第91条：伤寒，医下之，续得下利清谷不止，身疼痛者，急当救里；后身疼痛，清便自调者，急当救表。救里宜四逆汤，救表宜桂枝汤。

（此条为邪入少阴。）

第134条：太阳病，脉浮而动数，浮则为风，数则为热，动则为痛，数则为虚。头痛，发热，微盗汗出，而反恶寒者，表未解也。医反下之，动数变迟，膈内拒痛，胃中空虚，客气动膈，短气躁烦，心中懊侬，阳气内陷，心下因硬，则为结胸。大陷胸汤主之。

（此为误下之后的两种变证，或太阳、少阳并病之柴胡桂枝汤；或胃中阳虚之结胸证。）

第158条：伤寒中风，医反下之，其人下利，日数十行，谷不化，腹中雷鸣，心下痞硬而满，干呕，心烦不得安。医见心下痞，谓病不尽，复下之，其痞益甚。此非结热，但以胃中虚，客气上逆，故使硬也。甘草泻心汤主之。

（此条与上一条须相互对照来看，均为太阳病当汗不汗，均为吐下后胃阳虚损，一者为结胸，一者为痞，有虚实寒热之异。）

第67条：伤寒，若吐若下后，心下逆满，气上冲胸，起则头眩，脉沉紧，发汗则动经，身为振振摇者，茯苓桂枝白术甘草汤主之。

（此为上焦阳气受损。）

第60条：下之后，复发汗，必振寒，脉微细。所以然者，以内外俱虚故也。

（此条论述误治后伤及肾阳。）

第59条：大下之后，复发汗，小便不利者，亡津液故也。勿治之，得小便利，必自愈。

（此条论述误治后伤及津液。）

第61条：下之后，复发汗，昼日烦躁不得眠，夜而安静，不呕、不渴、无表证，脉沉微，身无大热者，干姜附子汤主之。

（此条论述误治后阳虚阴盛而烦。）

第141条：病在阳，应以汗解之。反以冷水噀之，若灌之，其热被劫不得去，弥更益烦，肉上粟起，意欲饮水，反不渴者，服文蛤散。若不差者，与五苓散。

（此条论述阳郁在表。）

二、不当汗反发其汗者

里有寒者不可发汗，汗家不可发汗，亡血者不可发汗，阳虚者不可发汗，阴竭者不可发汗。本不可发汗，反汗之，多致亡阴（218条、294条、335条）、亡阳（283条、364条、380条），甚至阴阳俱脱（29条）。

第29条：伤寒，脉浮，自汗出，小便数，心烦，微恶寒，脚挛急，反与桂枝欲攻其表，此误也。得之便厥，咽中干，烦躁吐逆者，作甘草干姜汤与之，以复其阳。若厥愈足温者，更作芍药甘草汤与之，其脚即伸。若胃气不和，谵语者，少与调胃承气汤。若重发汗，复加烧针者，四逆汤主之。

（阴阳俱虚之体本不当汗，反发其汗，致亡阴亡阳之变。然有形之血不能速生，无形之气所当急固，故先以回阳为先，次以救阴。）

第218条：伤寒四五日，脉沉而喘满，沉为在里，而反发其汗，津液越出，大便为难，表虚里实，久则谵语。

（伤及津液。）

第335条：伤寒一二日，至四五日而厥者，必发热，前热者后必厥，厥深者热亦深，厥微者热亦微。厥应下之，而反发汗者，必口伤烂赤。

（厥阴阳气郁闭，本应以酸苦涌泄治之，今反发汗，愈助其阳。）

第283条：病人脉阴阳俱紧，反汗出者，亡阳也。此属少阴，法当咽痛而复吐利。

（汗出亡阳。）

第364条：下利清谷，不可攻表，汗出必胀满。

（下利清谷，少阴寒证，急当救里，救里宜四逆辈；待里寒缓解后，若有表证，方可攻表，攻表宜桂枝汤。此条当与第91条互参。）

第380条：伤寒，大吐、大下之，极虚，复极汗出者，其人外气怫郁，复与之水，以发其汗，因得哕。所以然者，胃中寒冷故也。

（吐、下、极虚者，又见发汗，终致胃阳虚损。）

三、发汗太过

阴加之阳而为汗。汗者，出于阴，走于阳也。汗为阴液，过汗则阴血亏耗；汗为阳气鼓动而出，故汗多也会伤阳；汗为心之液，故汗多心阴、心阳最易受损。总结来看有以下几种情况。

其一，过汗伤阳。有伤于表者（20条、211条），有伤于里者。伤于里包括心阳受损者（64条、65条、111条），脾阳受损者（66条），胃阳受损者（73条），膀胱气化不利者（71条、72条、73条），肾阳受损者（75条、82条）。

其二，过汗伤阴。《伤寒论》中论及伤于阴液者多为胃中水谷精微受损，故多以调胃承气汤和解之（70条、203条）；若伤及营血者，多借用芍药以酸甘化阴（68条、62条）。

其三，阴绝阳亡（112条、245条）。

原文如下。

第20条：太阳病，发汗，遂漏不止，其人恶风，小便难，四肢微急，难以屈伸者，桂枝加附子汤主之。

（此为发汗太过致表虚，“遂漏不止”，有亡阳之渐，需用附子以回阳。此处用附子回阳需要与用黄芪治气虚自汗，用龙骨、牡蛎、浮小麦收敛止汗相区别。）

第211条：发汗多，若重发汗者，亡其阳，谵语，脉短者死；脉自和者不死。

（此为汗出太过而亡阳。）

第64条：发汗过多，其人叉手自冒心，心下悸，欲得按者，桂枝甘草汤主之。

第65条：发汗后，其人脐下悸者，欲作奔豚，茯苓桂枝甘草大枣汤主之。

第111条：伤寒，脉浮，医以火迫劫之，亡阳，必惊狂，卧起不安者，桂枝去芍药加蜀漆牡蛎龙骨救逆汤主之。

（此三条为汗多伤及心阳，轻者惊悸，重者欲作奔豚，甚则谵语惊狂。）

第66条：发汗后，腹胀满者，厚朴生姜半夏甘草人参汤主之。

（此为汗多伤及中阳致腹满。须与第279条，“本太阳病，医反下之，因而腹满时痛者”相鉴别。）

第71条：太阳病，发汗后，大汗出，胃中干，烦躁不得眠，欲得饮水者，少少与饮之，令胃气和则愈。若脉浮，小便不利，微热消渴者，五苓散主之。

第72条：发汗已，脉浮数，烦渴者，五苓散主之。

第73条：伤寒，汗出而渴者，五苓散主之；不渴者，茯苓甘草汤主之。

（发汗太过，伤及胃阴，少少饮之则愈；伤及胃阳，饮留于胃，用茯苓甘草汤；伤及太阳膀胱之气化，需五苓散。）

第75条：未持脉时，病人叉手自冒心。师因教试令咳而不咳者，此必两耳聋无闻也。所以然者，以重发汗，虚故如此。发汗后，饮水多必喘，以水灌之亦喘。

（此条分为两个部分。前者因汗出太过伤及心肾之阳；后者因当汗不汗，阻碍肺之宣降。）

第82条：太阳病，发汗，汗出不解，其人仍发热，心下悸，头眩，身瞤动，振振欲擗地者，真武汤主之。

（此条为伤及肾阳。）

第62条：发汗后，身疼痛，脉沉迟者，桂枝加芍药生姜各一两、人参三两新加汤主之。

（此为汗多营血损伤致身疼痛。）

第68条：发汗，病不解，反恶寒者，虚故也。芍药甘草附子汤主之。

第70条：发汗后，恶寒者，虚故也。不恶寒，但热者，实也。当和胃气，与调胃承气汤。

第203条：阳明病，本自汗出，医更重发汗，病已瘥，尚微烦不了了者，此必大便硬故也。以亡津液，胃中干燥，故令大便硬，当问其小便日几行，若本小便日三四行，今日再行，故知大便不久出。今为小便数少，以津液当还入胃中，故知不久必大便也。

（此三条均为过汗伤及津液。）

第112条：太阳病中风，以火劫发汗。邪风被火热，血气流溢，失其常度。两阳相熏灼，其身发黄。阳盛则欲衄，阴虚小便难。阴阳俱虚竭，身体则枯燥，但头汗出，剂颈而还，腹满，微喘，口干咽烂，或不大便。久则谵语，甚者至哕，手足躁扰，捻衣摸床，小便利者，其人可治。

第245条：脉阳微而汗出少者，为自和也。汗出多者，为太过。阳脉实，因发其汗，出多者，亦为太过。太过者，为阳绝于里，亡津液，大便因硬也。

（此二条均为过汗致阴阳俱虚。）

四、汗出不及

“汗出不及”可与“当汗而不汗”相互对照来看，两者均有贻误病机之嫌。其中，有发汗不及致病邪传经者（48条、185条）；有欲传未传，仍须作汗者（23条、25条）；也有虽属阳明，但汗出不畅，仍须再汗者（217条、234条、235条、240条）。原文如下。

第23条：太阳病，得之八九日，如疟状，发热恶寒，热多寒少，其人不呕，清便欲自可，一日二三度发。

（此为太阳病欲传少阳而未传，热多寒少，仍可汗之而解，宜桂枝汤。）

脉微缓者，为欲愈也。（此为阴阳未伤，可自愈。）

脉微而恶寒者，此阴阳俱虚，不可更发汗、更下、更吐也。（此为太阳病转属少阴，需四逆辈温之。）

面色反有热色者，未欲解也，以其不能得小汗出，身必痒，宜桂枝麻黄各半汤。

（病仍在太阳，须小发其汗。）

第25条：服桂枝汤，大汗出，脉洪大者，与桂枝汤，如前法。若形似疟，一日再发者，汗出必解，宜桂枝二麻黄一汤。

（此条为太阳病欲传阳明而未传。）

第217条：汗出，谵语者，以有燥屎在胃中，此为风也。须下者，过经乃可下之。下之若早，语言必乱，以表虚里实故也。

（此条论述阳明病汗证。在经有热者，须先解表，后攻里。所谓“汗不厌早，下不厌迟”。）

第234条：阳明病，脉迟，汗出多，微恶寒者，表未解也。可发汗，宜桂枝汤。

第235条：阳明病，脉浮，无汗而喘者，发汗则愈，宜麻黄汤。

（此二条虽证属阳明，但病有外解之机。文中应多有省略。阳明病外证如何，张仲景在前文中已多有提及，“身热，汗自出，不恶寒，反恶热也”“面色缘缘正赤”“背微恶寒”“目痛”“鼻干”“额头作痛”等。）

第240条：病人烦热，汗出则解，又如疟状。日晡所发热者，属阳明也。脉实者，宜下之；脉浮虚者，宜发汗。下之，与大承气汤；发汗，宜桂枝汤。

（汗出不及，需再发汗。）

第48条：二阳并病，太阳初得病时，发其汗，汗先出不彻，因转属阳明，续自微汗出，不恶寒……设面色缘缘正赤者，阳气怫郁在表，当解之、熏之。若发汗不彻，不足言，阳气怫郁不得越，当汗不汗，其人躁烦，不知痛处，乍在腹中，乍在四肢，按之不可得，其人短气但坐，以汗出不彻故也，更发汗则愈。何以知汗出不彻？以脉涩故知也。

第185条：本太阳，初得病时，发其汗，汗先出不彻，因转属阳明也。

（此二条均为汗出不彻，转属阳明，须白虎汤。）

五、禁发汗

第49条：脉浮数者，法当汗出而愈。若下之，身重心悸者，不可发汗，当自汗出乃解。所以然者，尺中脉微，此里虚。须表里实，津液自和，便自汗出愈。

（肾阳虚者，不可发汗。）

第50条：脉浮紧者，法当身疼痛，宜以汗解之。假令尺中迟者，不可发汗，何以知然？以荣气不足，血少故也。

（血少者，不可发汗。）

第83条：咽喉干燥者，不可发汗。

（咽喉为诸阴经循行之所，咽痛表示阴液不足，发汗则再伤其阴，有助阳之弊。）

第84条：淋家，不可发汗，发汗必便血。

（淋家为膀胱有热，肾与膀胱相表里，发汗会伤及肾之津液。）

第85条：疮家，虽身疼痛，不可发汗，汗出则痉。

（疮家营血素亏，不可发汗。）

第86条：衄家，不可发汗，汗出必额上陷，脉急紧，直视不能眴，不得眠。

（阳络伤则鼻衄，阴络伤则便血。鼻衄发汗，则阳愈盛而阴愈衰。）

第87条：亡血家，不可发汗，发汗则寒栗而振。

（失血发汗，易致阳随阴脱，阴阳俱损。）

第88条：汗家，重发汗，必恍惚心乱，小便已，阴疼，与禹余粮丸。

第89条：病人有寒，复发汗，胃中冷，必吐蛔。

第142条：太阳与少阳并病，头项强痛，或眩冒，时如结胸，心下痞硬者，当刺大椎第一间、肺俞、肝俞，慎不可发汗。发汗则谵语，脉弦，五六日谵语不止，当刺期门。

第265条：伤寒，脉弦细，头痛发热者，属少阳。少阳不可发汗，发汗则谵语，此属胃，胃和则愈；胃不和，烦而悸。

（此两条论述病在少阳不可发汗。）

第284条：少阴病，咳而下利，谵语者，被火气劫故也。小便必难，以强责少阴汗也。

第285条：少阴病，脉细沉数，病为在里，不可发汗。

第286条：少阴病，脉微，不可发汗，亡阳故也。阳已虚，尺脉弱涩者，复不可下之。

（此三条论述病在少阴不可发汗。）

【附】本篇文章为笔者读《伤寒论》时所写的读书笔记，其中或有疏忽遗漏，或有理解不足及考虑欠妥之处。暂且记于此，待日后有更多感悟时再做完善。

浅谈“桂枝去芍药加麻辛附子汤”

病例一：心悸案

王某，女，59岁，2015年7月16日住院治疗。主诉：阵发性心慌、心悸10余年，再发并加重3天。患者10年前无明显原因出现心慌、心悸，无胸痛，无呼吸困难，多次行心脏彩超未见明显器质性病变。3天前上述症状又发并明显加重，自测心率波动在120～140次/分，莫名紧张，害怕独处，夜间不敢入睡。刻诊：神清，精神疲倦，面色萎黄，口唇淡紫，口中喃喃自语。心慌，无胸痛，无咳喘，纳食欠佳，稍食则胃胀。手足偏冷，夜尿频，大便稀。查舌苔脉象，舌淡，舌体胖大，边有齿痕，苔白腻，脉促。辨证为心肾阳虚，阴寒内盛。方以桂枝去芍药加麻辛附子汤加减益气温阳散寒。

【处方】麻黄6g，桂枝12g，熟附子（先煎）9g，细辛3g，生姜9g，甘草5g，大枣10g，柴胡6g，黄芩9g，生龙骨（先煎）30g，生牡蛎（先煎）30g。

病案二：哮喘案

张某，男，45岁，2015年5月12日住院治疗。主诉：反复咳嗽、气促3年余，再发半月。患者为水下工作者，因工作原因，3年前开始反复出现咳嗽、咳喘，每于天气变冷或受风感冒后发作，持续数天至数十天不等。半月前，患者因感冒再次出现咳嗽，痰多，色白，不易咳出，时有喘促，夜间明显。刻诊：神清，精神疲倦。咳嗽，气促，喉间痰鸣。自觉胸部不适，无可名状，纳差，饱食后打嗝。眠尚可，二便调。舌淡，苔水滑，脉沉弦。辨证为阳虚水犯，水凌心肺。方以桂枝去芍药加麻辛附子汤加减温阳散寒，宣肺平喘。

【处方】麻黄6g，桂枝12g，熟附子（先煎）9g，细辛3g，生姜12g，甘草5g，大枣10g，炒苏子10g，炒白芥子10g，炒莱菔子10g，地龙5g。

病案三：水肿案

胡某，女，46岁，2016年10月15日住院治疗。主诉：双下肢浮肿3月。3月前无明显原因出现双下肢浮肿，活动后加重，伴心慌、心悸，胸部憋闷不适，口中时吐清涎。刻诊：颜面、四肢浮肿，以双下肢为甚，按之凹陷。肢体乏力，胸闷，心慌，不欲饮食。思睡，精神疲倦，大便中有未消化的食物。舌淡，苔润，脉沉迟。辨证为脾肾阳虚，水湿泛滥。方以桂枝去芍药加麻辛附子汤加减温阳健脾化湿。

【处方】麻黄9g，桂枝12g，熟附子（先煎）15g，细辛3g，生姜9g，甘草5g，大枣10g，肉桂（后下）3g，干姜6g。

【分析】以上三案均为住院患者，虽然可以实时追踪病情变化，但干扰因素较多。服汤药后患者病情确有好转，但不能排除其他治疗手段的因素。唯一能得到认证的是患者说此次缓解比前几次时间缩短了。在这里将这些病案列出，只为说明一种处方思路。临床上，对于肺心病、心衰、肾病综合征、慢性支气管炎等疾病经常会用到桂枝去芍药加麻辛附子汤。已故国医大师朱良春老先生也曾说，此方是一张良好的“强心行水剂”。观方中组成，无一味药为止咳平喘、利水消肿、镇静安神而设，但用之每每能收到很好的疗效。

患者心悸、气促、莫名紧张、口中喃喃自语，为心阳虚衰的表现；患者颜面、肢体浮肿，粪便中含有未消化的食物是脾肾阳虚的表现；患者咳嗽、喘促、喉间痰鸣，每于天气变冷易发是肾阳虚惫，寒水凌肺的表现。病案一中的“纳食欠佳，稍食则胃胀”、病案二中的“自觉胸部不适，无可名状”、病案三中的“胸闷，心慌，不欲饮食”，均说明有阴寒凝结，上下、阴阳不通之证。三者虽病位不同，见症不同，但病机均为“阳虚水停”。故治疗上均选用桂枝去芍药加麻辛附子汤温阳逐饮，散寒开结，使得阴阳、上下相得相通而疗疾。正如张仲景所言：“阴阳相得，其气乃行，大气一转，其气乃散。”

病案一中的柴胡、黄芩、龙骨、牡蛎，病案二中的炒苏子、炒白芥子、炒莱菔子，病案三中的肉桂、干姜均为治标而设。一为宁心安神，二为止咳平喘，三为温中暖脾。病案二中用到地龙取叶天士“久病入络”之意。

病案四：慢性湿疹案

苏某，女，28岁，2016年12月5日就诊。面部、颈部、双下肢外侧皮疹1年余，多次治疗无效，时有反复。刻诊：全身皮肤干燥，皮疹肥厚，颜色暗红，瘙痒明显，抓挠后脱屑，无渗液。背部、颈部有新发。经常熬夜，纳欠佳，口不干，二便调。舌暗红，舌体胖大，苔水滑，脉沉弦。辨证为阳虚水湿内蕴，方以桂枝去芍药加麻辛附子汤化裁。

【处方】 熟附子15g，麻黄9g，桂枝10g，细辛6g，生姜10g，大枣10g，荆芥10g，防风10g，生薏苡仁30g，羌活10g，独活10g，地肤子10g，生甘草6g。10剂，水煎服，日一剂。

2016年12月15日二诊。服药后皮肤干燥、瘙痒、脱屑等症状明显减轻，余无明显不适，守方继服。

2016年12月23日三诊。服药后皮疹消退一些，无瘙痒，皮肤干燥进一步好转。觉口干，饮水多，纳尚可。上方去麻黄，加金银花10g，连翘10g，白鲜皮10g，炒苦杏仁10g，加量薏苡仁40g。之后未有追踪。

此案是笔者研究生阶段跟随欧阳卫权主任门诊时所见。后因皮肤科轮转时间结束，故对于此案笔者并没有完整地记录。但就所记录的病情变化来看，患者较治疗前已经有明显改善。方中也用到桂枝去芍药加麻辛附子汤，对于此方的运用，欧阳主任在其著作《〈伤寒论〉六经辨证与方证新探——经方辨治皮肤病心法》一书中有详细的记录：

“（桂枝去芍加麻葶附子汤）重在取方中麻黄轻可去实，能彻上彻下，彻内彻外，宣透玄府毛窍，流通气血，破坚癥积聚；附子配桂枝，振奋阳气，鼓邪外出；细辛辛温，能除冷风顽痹，祛风寒湿邪；姜、枣、草安中和胃，使祛邪而不伤正气。反复发作的特应性皮炎、顽固性慢性湿疹等皆风寒之邪夹饮，久蕴肌肤，稽留不去，又常过用寒凉清热利湿，使风寒湿之邪愈治愈深，最后胶结不开，凝于肌肤，且日久伤及阳气，正气不足，更难祛邪外出。若用一般疏风解表除湿药，又如隔靴搔痒，毫无作用。本方温阳散寒，鼓舞正气，开玄府，透毛窍，使凝结于肌肤内之风寒湿邪涣然冰释，其病可愈。”①

方中用大量疏风之品，如荆芥、防风、羌活、独活、金银花、连翘以助麻黄开表，祛邪外出，同时减轻了麻黄的温燥之性。三诊去麻黄，加杏仁有合入麻杏苡甘汤之意，目的在于行水。因方中麻黄、桂枝、杏仁配伍即为麻黄汤，恐开表太过，故去麻黄不用。

---

① 欧阳卫权.《伤寒论》六经辨证与方证新探——经方辨治皮肤病心法.北京：中国中医药出版社，2013：164－170.

桂枝去芍药加麻辛附子汤方出自《金匮要略·水气病脉证并治》篇。原文记录如下："气分，心下坚，大如盘，边如旋杯，水饮所作，桂枝去芍药加麻辛附子汤主之。"方中组成：桂枝三两，生姜三两，大枣十二枚，麻黄、细辛各二两，附子一枚。方后对于服药后的症状提到："当汗出，如虫行皮中，即愈。"

对于方中为什么要去芍药，笔者认为，此方为辛温发散法。白芍滋腻，其性寒，味苦、酸，偏于沉降收敛，不利于阳气发散。而本方的用意在于"大气一转，其气乃散"，故不用。当然这只是针对本方证而释。临床运用中，很多处方为寒温并用、升降并调，需视情况而定。

对于此条文中"气分"语，后世很多医家多有困惑。何为"气分"，虽张仲景对其详有论述，但义理深奥，难以理解。"师曰：寸口脉迟而涩，迟则为寒，涩为血不足。趺阳脉微而迟，微则为气，迟则为寒。寒气不足，则手足厥逆；手足厥逆，则荣卫不行；荣卫不行，则腹满肠鸣相逐；气转膀胱，荣卫俱劳；阳气不通即身冷，阴气不通则骨疼；阳前通则恶寒，阴前通则痹不仁。阴阳相得，其气乃行，大气一转，其气乃散；实则失气，虚则遗尿，名曰气分。"

"寒气不足""荣卫不行"为实？"实则失气"，"失气"者，阴阳不相顺接？所以表现为手足厥逆、腹满胁痛、骨节疼痛？

"气转膀胱，荣卫俱劳"为虚？"劳"者为虚，"虚则遗尿"，多见尿频？

此文笔者同样解释不通。

桂枝去芍药加麻辛附子汤方后，还有一方枳术汤，与此条仅有一字之差："心下坚，大如盘，边如旋盘，水饮所作，枳术汤主之。"

"杯"和"盘"只是大小、范围的问题，但都有"心下坚"的表现。临朱良春老先生对于"边如旋杯"的解释为"水饮凝聚之状，非振奋心阳，温运大气不为功"；对于"边如旋盘"的解释为"水饮散漫之状，治以健脾强胃，消痞去水可矣"。朱老认为："从临床实际来看，一些风湿性、肺源性心脏病的患者，在病情发作期，恒可见心下兼大如杯……乃心气内结使然。”①

朱老所论固然精辟，但临床实际中大多没证据可循。如此明显的“凝聚”“散漫”状态是不常见的。故笔者认为，两方的区别在于“阳虚”的程度。

枳术汤原方枳实七枚、白术二两；后世易水学派的张元素立有一方枳术丸，白术二两，枳实一两。两方相比，枳术汤虽有白术健脾，但仍侧重于枳实攻伐，且汤剂荡涤，仍体现了张仲景“大气一转，其气乃散”的处方思想；枳术丸重在“治痞、消食、强胃”，方中君以白术，且丸药和缓，侧重于补益。可见此方的运用着眼点在于脾胃。而桂枝去芍药加麻辛附子汤的着眼点在于心肺。

依此两者或可以区别。

麻黄升麻汤粗识

读《刘渡舟伤寒论讲稿》时，在厥阴病篇见到这样一段论述：“相比较而言，乌梅丸的寒热并用偏于收敛，干姜黄芩黄连人参汤的寒热并用偏于降逆，麻黄升麻汤的寒热并用偏于宣发，黄连汤和半夏泻心汤的寒热并用偏于和中。”此段论述麻黄升麻汤。很多医家认为此方组方杂乱，不是仲景之方，应将此节删去。刘老认为，寒热错杂论治应有宣散、收敛、降逆、和中的不同，“如果把麻黄升麻汤宣发阳郁的这方面给删掉了，光有降而没有宣了”。

① 朱良春．朱良春医论集．北京：人民卫生出版社，2009：20－24.

麻黄升麻汤方原文："伤寒六七日，大下后，寸脉沉而迟，手足厥逆，下部脉不至，咽喉不利，咳唾脓血，泄利不止者，为难治。麻黄升麻汤主之。"

"麻黄二两半（去节），升麻一两一分，当归一两一分，知母、黄芩、葳蕤各十八铢，石膏（碎、绵裹），白术、干姜、芍药、天门冬（去心）、桂枝（去皮）、茯苓、甘草（炙）各六铢。上十四味，以水一斗，先煮麻黄一两沸，去上沫，内诸药，煮取三升，去滓，分温三服，相去如炊三斗米顷，令尽，汗出愈。"

简单分析此方方证，有以下几个特点：一、寒温并用，养阴、温阳并用；二、方中用药剂量偏小；三、开表之麻黄用量独大，升散之升麻、养血之当归次之；四、服药须"尽"剂，汗出病愈。

阴病本无下法，今误下之后，反见热证者，有人认为是寒邪入里化热之故。如清代钱潢言"此因误下，寒邪陷入阴中"；近代程门雪老先生也说"夫唾脓血可见非虚火迫血之故，与阴盛格阳者不同……此乃表寒陷营，寒束热郁之故"。有人认为是阴虚阳陷，阴阳不相顺接之故。如尤在泾在《伤寒贯珠集》中言："阴气遂虚，阳气乃陷……阴气虚，故下部脉不至。阴阳并伤，不相顺接，则手足厥逆。而阳邪之内入者，方上淫而下溢，为咽喉不利，为吐脓血，为泻利不止，是阴阳上下并受其病。"有人认为是津液亏损之故，如程应旄在《伤寒论后条辨》中言："阳神陷里，而上焦之津液，故已先伤也……肺既以胃虚无禀，菀而生热，而下部阴亡，复不能滋润肝木，以致肝火乘金，注肺而成肺痿。"也有人认为是误下之后，土虚木郁，邪气上冲之故。如沈明宗《伤寒六经辨证治法》中说道："斯非虚寒脉绝之比，即东垣谓下部无脉，木郁是也。邪冲于上，则咽喉不利，痹着喉间营血，故唾脓血，乃发喉痹之谓也。"笔者认为以上各论均有可取之处，寒邪入里化热、阴阳不相顺接是依方而解，没有跳出六经传变的体系；津液耗伤、土虚木陷则将其用之于杂病，拓宽了此方的运用范围。

至于方论，历代医家也多有论述。程门雪老先生认为："此乃表寒陷营，寒束热郁之故。故以升麻开提之，石膏、知母、黄芩清之，天冬、玉竹润之；一面更以当归、芍药、桂枝、甘草治其手足厥逆、脉不至；干姜、茯苓、白术治其泄利不止；仿当归四逆、理中之意也。”唐代杜光庭在《金匮玉函经》中言：“大热之气，寒以取之；甚热之气，以汗发之。麻黄、升麻之甘，以发浮热；正气虚者，以辛润之，当归、桂、姜之辛，以散其寒；知母、黄芩之苦，以凉心去热；苓术之甘，缓脾生津；芍药之酸，以敛逆气；葳蕤、门冬、石膏、甘草之甘，润肺除热，共为佐使，以济其证之坏耳，治其厥阴之损伤者也。”明代方有执所论与此颇为相近，仅石膏之用，所论不同。他认为，“石膏有彻热之功，所以为斡旋，诸佐使而妙其用焉。”此后历代医家不出此论，均以解表散邪、清上温下、滋阴养血、安中益气为是。

总结历代医家所论，大多认为，此证病证错杂，清上则有损于下，温下则不利于上，药难速投。对此，《黄帝内经》曾有明言，“从乎中也”。《素问·至真要大论》载：“少阳太阴从本，少阴太阳从本从标，阳明厥阴不从标本，从乎中也。故从本者化生于本，从标本者有标本之化，从中者以中气为化也。”清代张志聪遵《黄帝内经》之旨，提出六经气化学说。对于麻黄升麻汤方证的解释，他说：“咽喉不利，乃厥阴风气在上而上焦虚；唾脓血，乃厥阴火化在中而中焦虚；泄利不止，乃厥阴标阴在下而下焦虚……而治在于中。”据此，清代医家汪琥提出：“此汤，乃肺脾之药兼走肝，麻黄、升麻升肺脾之阳也；知、芩、膏、蕤、冬能清肺家之燥热，以下后而津液重亡，兼之唾脓血，则肺愈燥而热故也；术、苓、炙甘草温补脾虚，兼主泄利；下多亡阴，故以芍药、当归、和补中、下二焦之阴，肝与脾兼受其益也；用干姜者，温中以济知、芩、石膏之寒也；用桂枝者，调营卫而兼升阳之用也。”补中以济三焦虚损。

说到“从中论治”，不得不说李东垣。李东垣是脾胃大家，他在《内外伤辨惑论》中所立升阳散火汤与此方颇为相似。升阳散火汤原文：“治男子妇人四肢发困热，肌热，筋骨间热，表热如火，燎于肌肤，扪之烙手。夫四肢属脾，脾者，土也，热伏地中，此病多因血虚而得之也。又有胃虚过食冷物，郁遏阳气于脾土之中。并宜服之。”

“升麻、葛根、独活、羌活、白芍药、人参以上各五钱，甘草（炙）、柴胡，已上各三钱，防风二钱五分，甘草（生）二钱。上件㕮咀如麻豆大，每服称五钱，水二盏，煎至一盏，去渣，大温服，无时。忌寒凉之物。”

两者均为阳郁，一因伤寒误下得之，一因血虚得之。误下不仅伤阳，泄泻更劫伤阴液，故麻黄升麻汤温阳、滋阴并用；此证血虚发热，兼见中焦阳虚，未见厥逆、泄泻，故不用姜、术、苓，未见阴虚火旺见症，故不用天冬、葳蕤；热在肌表不在里，故不用黄芩、石膏；麻黄升麻汤以麻黄、升麻开表升阳，此方以大队风药以升阳解表；麻黄升麻汤以姜、术、草温中，此方以人参、白芍补中；麻黄升麻汤清泄在于苦寒直折，此方清解在于升阳散火。笔者的老师高建忠教授认为，“补中、升清、泻阴火是东垣学说的一大特色。其中‘阴火’并非是指实火，或因为脾虚、或因为气郁化火，治之也不在于清解，而在于益气、在于升散。”

老师于临床处方也多受李东垣学说的影响，补中、升清、泻阴火是其方中的常见治法。先时跟诊抄方，见老师用麻黄升麻汤治疗痤疮、咯血、腹泻等病，初时不解，近来重新翻阅，竟发现许多妙处，廖记于下。

病例一：痤疮案

王某，女，28 岁，2013 年 12 月 5 日就诊。反复面部起疹 2 年余，熬夜或食辛辣后易发。诊见：面色晦暗，口鼻两旁多发红疹脓疱，个别疱顶白点，根盘暗红质硬，伴有灼痛。易饥，饱食则胀，食冷也胀，偶有腹痛。心烦，睡眠不好，多梦，口淡不渴，二便尚可。舌淡、舌尖稍红，苔白腻，脉涩。

【处方】麻黄 9g，桂枝 6g，升麻 6g，当归 6g，黄芩 6g，知母 6g，生石膏 9g，白术 9g，白芍 9g，干姜 6g，茯苓 6g，炙甘草 3g，党参 12g。

【分析】此案在外有起疹、疼痛，在内有饮冷腹痛，在上有烦躁失眠，在口有口淡不饮。口淡者，脾气虚；饮冷腹胀者，素体阳虚，故用理中汤以建中焦。起疹者，在里之阳气怫郁；灼痛者，热郁肌表则痛；根盘暗红为阴证；疮口不敛为邪不出表，故以麻黄、桂枝、升麻开表达郁。多发于近口鼻两旁，此为阳明、少阳循经之处，故以知母、石膏清阳明经热，黄芩解少阳经热。另少加当归、白芍以和营养血，脉涩者，血少也。女子以肝为先天，肝藏血也。

病例二：咳嗽案

张某，男，43岁，2012年3月18日就诊。反复干咳1年余，咳痰带血，咳甚头晕，如坐舟车。声音嘶哑，咽喉不利，时有烧灼感。鼻痒，时作喷嚏，无流涕，无口干，无汗出。舌暗，苔干，脉细数。

【处方】麻黄12g，升麻9g，桂枝6g，黄芩9g，生石膏15g，知母9g，生白术12g，茯苓9g，当归9g，麦冬12g，玉竹6g，干姜6g，生甘草3g。

【分析】脉细数，阴虚火旺之象；舌苔偏干，津液有伤；时作喷嚏，有阳虚之根本。反复干咳、咳痰带血，这是肺失治节、肝火刑金、肺表郁遏之象，故以桂枝、麻黄、升麻开表；以黄芩、石膏清肺热，以知母清肝火。肝火上升，灼伤肺津，故见声音嘶哑、咽部灼热感，以玉竹、麦冬清肺保津。这是热的一方面。此案繁杂之处是在兼有寒证的一面，一见时作喷嚏，一见头晕如坐舟车。所以清火保津之余还须顾护根本。故少用甘草干姜汤以温阳，合苓桂术甘汤以治其冲气。鼻痒者，阳气不出也，用升麻也有转旋阳气的作用。

病案三：泄泻案

夏某，女，60岁，2014年6月5日就诊。反复腹泻3月余，日5~6次，夹有不消化的食物。口干、咽燥，不欲饮水，时有身热，烘热汗出。纳食欠佳，多食则胀，眠差。舌淡，苔水滑，脉细缓。

【处方】党参12g，白术15g，干姜6g，桂枝9g，柴胡9g，黄芩12g，白芍12g，知母6g，肉桂3g，升麻6g，葛根9g，茯神15g，生石膏6g，生甘草3g。

【分析】此案与上两案相比，在上、在表的症状较轻，虽见口干、咽燥，但因于少阴寒水，故渴而不欲饮。在外之症见身热、烘热汗出，其治法与病案一之开表，病案二之清解不同，此处偏于和解，转枢太阳、少阳之气，故处方以柴胡易麻黄，剂量随之减少，与桂枝等同。整体分析，反复腹泻、完谷不化是中阳虚损的症候，故用理中汤温中；重泄伤阴，脾虚及肾、阳损及阴，少用知母、肉桂补肾中水火，于阴中求阳、阳中求阴，则口干、咽燥可解；久泻清阳不升，以升麻、葛根升清阳，亦有风药胜湿之意；眠差加茯神安神；石膏清热之力本不强，少用有透散斡旋之功。

需要说明两点：

第一，三阴病中提到的“汗出愈”，出汗的目的不在于解表，在于回阳。“汗出”是阴证转阳的指征，是疾病好转的表现。

第二，麻黄升麻汤属清上温下之剂，总的来说属于阴证用方范畴。“三阴之离合也，太阴为开，厥阴为阖，少阴为枢。”三阴病见寒热错杂当以开太阴为先，故方中恒不可去者，干姜、白术、甘草是也。至于清上与温下之品，可根据循经、脏腑辨证、夹杂邪气的不同酌情选择，侧重点也须根据病情有所偏倚。

脉细痰咸，非熟地不为功

读《王孟英医案》时见其中载有一案：“张与之令堂久患咳嗽碍卧，素不投补药，孟英偶持其脉，曰：‘非补不可。’予大剂熟地药，一饮而睡。与之曰：‘吾母有十七载不能服熟地矣，君何所见而重用颇投？’孟英曰：‘脉细痰咸，阴虚水犯，非此不为功；从前服之增病者，想必杂以参术之助气。'”

读此案，笔者对“脉细痰咸，非熟地不为功”之论感到新奇。熟地为滋腻之品，滋腻碍邪，又怎能化痰？后经查找资料，方知这一用法确有出处。傅青主有一方名引火汤，最早记录在陈士铎的《辨证奇闻》中。该书中有这样一段论述。

“一咽喉肿痛，日轻夜重，亦成蛾如阳证，但不甚痛，自觉咽喉燥极，水咽少快，入腹又不安，吐涎如水，将涎投水中，即散化为水。人谓喉痛生蛾，用泄火药反重，亦有勺水不能下咽者。盖日轻夜重，阴蛾也，阳蛾则日重夜轻。此火因水亏，火无可藏，上冲咽喉。宜大补肾水，加补火，以引火归藏，上热自愈。用引火汤：熟地三两，巴戟、麦冬一两，北味二钱，茯苓五钱。一剂火归肿消，二剂痊愈。方用熟地为君补水，麦、味为佐滋肺，金水相资，水足制火。加入巴戟之温，又补水药，则水火既济，水下趋，火不得不随，增茯苓前导，则水火同趋，共安肾宫，何必用桂、附引火归元乎？

两案相比，辨证重点都在于“日轻夜重”，咳嗽案中言“咳嗽碍卧”。引火汤由熟地、巴戟、麦冬、北味、茯苓组成，方中皆为滋阴之品，熟地用量独重，仅巴戟一味温阳也是甘润不燥。“况症因水亏火腾，今补水，倘用大热之药，虽引火，毕竟耗水。余用巴戟，取其引火，又足补水，肾中无干燥之虞，咽喉有清肃之益，此巴戟所以胜附、桂也。”此论诚是。

古人病案大多简洁，王孟英在上案中说“予大剂熟地药”，显然并不是只给熟地，而是于方中重用熟地。案后说先前医者以参、术助气，可见方中均为滋阴之品。这与引火汤的组方理念很像。对于症状的描述，案中也只是提到久咳、痰咸、夜不能卧、脉细，其余一概不知。金寿山老先生说：“要进一步学习研究各个医家的经验，必须把他们全部医案进行分析，才能学到。”确实如此。

中医传统的跟师抄方说的就是这个道理。跟一个老师学习，学的绝对不是他的处方，而是他的学术思想。有的人跟名医抄方，是冲着他的方子去的。刚开始的时候很认真，抄了一段时间就懈怠了。为什么？因为医者来来回回就那么几张常用方，来一个病人可能学生自己也知道该开什么方了。但是同样的处方，同样的剂量，老师开有效，学生开就不行。为什么？未得其精髓。一个医者的学术思想放在整个中医界来评说或多或少都会有所偏失，但就医者个人而言，他可以弥补这种偏失，学其皮毛者却不行。

比如说李可老先生。大家都知道他好用附子，敢用附子，学习他思想的人也在常用附子。但李老也有不用附子的时候。曾见一例血管神经性头痛的案例，便燥口干，双膝独冷，夜难成寐。仅“双膝独冷”一症很多人就可能会用附子，最不济也要用到牛膝。但李老用了引火汤，全方不见一味温阳药，3 剂病愈。

可见评说不能断章取义。

再回到王孟英。他是一位温病大家。虽然受时代、环境的影响，在他所处的环境里，热病较多，用辛凉宣通、甘寒柔润药物的机会也比较多，但不可否认他治病疗效是很好的。下面，我们通过几例王孟英运用熟地的案例来理解其“脉细痰咸，非熟地不为功”观点的含义。

“周光远无疾而逝，其母夫人年逾七旬，遭此惨痛，渐生咳嗽，气逆痰咸，夜多漩溺，口苦不饥。孟英曰：‘根蒂虚而兼怫郁也。’与沙参、甘草、麦冬、熟地、龟板、石斛、贝母、蛤壳、小麦、大枣而安。迨夏间，吸暑而患腹痛滞下，小溲热涩，其咳复作，脉仍虚弦，略加软数，但于前方增滑石去暑，吞香连丸治痢而瘳。因平昔畏药，既愈即停，至中秋咳又作，惟口不苦而能食，因于前方去沙参，加高丽参、五味、石英、牛膝、熬膏频服而痊。”

【分析】 此案老年咳嗽不因外感，一因于年老体虚；一因于丧子悲思过度。王孟英诊断此为“根蒂虚而兼怫郁”。“悲则气消”，属肺，金水相生，肺虚累及于肾；“思则气结”，属脾，思虑过度，损伤精血化源；气逆属火；痰咸为肾之本味；夜尿多，在下之火不归其位。方中用药皆为滋阴之品，这与引火汤组方理念相似。熟地、龟板、石斛补在肾之阴亏，沙参、麦冬、贝母滋肺之津耗，小麦、大枣助脾胃化源，蛤壳治气逆。至于

“口苦不饥”当与中秋发病之“惟口不苦而能食”对照来看。前方用沙参，后方用高丽参，还加了牛膝、五味子、石英等味。高丽参即红参，沙参甘寒、红参甘温，牛膝为阴中阳药，五味子、石英皆为性温之品。结合前案所说，“从前服之增病者，想必杂以参术之助气”，可见中秋发病已与得病之初完全不同。前所见口干者，属上逆之火；不饥者，为在脾气结，故而不可用温补之品，恐“耗水”。后见“口不苦”为在肾之阴可以制火使其不得上逆，“能食”为脾运已开，然素体本虚，故需“径补其本”。方后注解说道：“此因不兼外邪，故加五味子、牛膝等药，径固其本。若少兼外邪者，断不可用。”

（可见重用熟地，不可兼见外感之症。）

“胡秋谷令嫒，年甫笄，往岁患眩晕。孟英切其脉滑，作痰治，服一二剂未愈；更医谓虚，进以补药颇效，渠信为实。然今冬复病，径服补药；半月后眠食皆废，闻声惊惕，寒颤自汗，肢冷如冰，以为久虚欲脱，乞援于孟英。脉极细数，阴已伤矣。目赤便秘，胸下痞塞如伴，力辨其非虚证，盖痰饮为患，乍补每若相安，具只眼者始不为病所欺也。投以旋、赭石、茹、贝、蛤壳、花粉、桑、栀、蒌、薤、连、枳等药，数服而安；而晕不能止，乃去旋、赭、薤、蒌、枳，加元参、菊花、二至、三甲之类，服匝月始能起榻。”

（此案头晕因于痰浊，从脉滑可见。但数用温补，脉由滑变为细数。与上案相比，兼有外邪，故先宜祛痰，后以养阴。）

“王小谷，体厚善饮，偶患气逆，多医咸从虚治，渐至一身尽肿……脉甚细数，舌绛无津，间有谵语，乃真阴欲匮，外候虽较轻于康，然不能收绩矣。再四求疏方，与西洋参、元参、二地、二冬、知母、花粉、茹、贝、竹沥、葱须等药，三剂而囊肿全消，举家忻幸。孟英以脉象依然，坚辞，不肯承手，寻果不起。”案后注解：“脉至细数，则阴竭阳亢，不拘何病，均忌此脉，而虚劳为尤甚。”

（此案因“脉甚细数”，服药后虽症状减轻但脉象无改善，故王孟英不肯再治。此即古语所言：“阴阳并，脏气不定”者不治。）

“王汇涵室，年逾六旬，久患咳痰，食减形消，夜不能眠，寝汗舌绛，广服补剂，病日以增。孟英视之，曰：‘固虚证之当补者，想未分经辨证而囫囵颟顸。反与证悖，是以无功。’投以熟地、苁蓉、坎板、胡桃、百合、石英、茯苓、冬虫夏草等药，一剂知，旬日愈。以其左脉弦细而虚，右尺寸皆数，为阴亏气不潜纳之候。乃阅及前方，果杂用芪术以助气，二陈、故纸、附、桂等以劫阴也，宜乎愈补而愈剧矣。”

（此案亦因脉象施治。）

【总结】“脉细痰咸，非熟地不为功”并非以熟地化痰，而是以熟地滋脏腑之阴亏，意在阴阳平顺，痰涎自消。这种用法来源于傅青主的引火汤，用方需要把握以下几点：第一，脉象。细数、软数，或虚数，或洪大而虚。第二，不兼有外邪。第三，痰咸。

再来欣赏一则王孟英的医案，虽与本篇论述无关，但足以体现王孟英的处方思想。

“一耳姓回妇，病喘，自以为身寒，频饮烧酒，不但病加，更兼呕吐泄泻，两脚筋掣，既不能卧，又不能坐，孟英诊：‘口苦而渴乎？泻出如火乎？小溲不行乎？痰黏且韧乎？’病者云：‘诚如君言，想受寒太重使然！’孟英曰：‘汝何愚耶！见证如是，犹谓受寒，设遇他医，必然承教，况当此小寒之候，而哮喘与霍乱，世俗无不硬指为寒者，误投姜、附，汝命休矣！当投北沙参、生薏苡、冬瓜子、丝瓜络、竹茹、石斛、枇杷叶、贝母、知母、栀子、芦根、橄榄、海蜇、芦菔汁为方，一剂知，二剂已。’案后注解说：‘今孟英以轻清通透之品搜络中之伏痰……真可补古人之所未及。’”

毒药真的有毒吗？

——由“马钱子”产生的联想

临床实习中，凡重症肌无力患者，医者大多在其所服中药汤剂中加一味马钱子。开始时笔者对此并不理解，甚至存疑。但观之日久，有效有不效者，多未见中毒反应，故而引起了笔者的思考。重症肌无力多归属于中医“痿证”“虚劳”范畴，以虚证居多。马钱子大毒，为攻伐之品，体虚患者用之是否有损正气，此一问；既为大毒之品，用之安全性有无保证，此二问；作用机理如何，此三问；剂量如何，服用方法如何，此四问。

张锡纯在《医学衷中参西录》中对马钱子的功效有较为“新颖”的描述，他认为“马钱子为健脾胃妙药”，有兴奋神经的作用。

原文中载有一案：朱媪，年过六旬，素有痫风证。医治数十年，先服中药无效，继服西药麻醉脑筋之品，若臭剥、臭素、抱水诸药，虽见效，然必日日服之始能强制不发。因诸药性皆咸寒，久服伤胃，浸至食量减少，身体羸弱。后人授以王勋臣龙马自来丹方，其方原以马钱子为主药，如法治好，服之数日，食量顿增，旬日身体渐壮。痫病虽未即根除，而已大轻减矣。

龙马自来丹方：马钱子、地龙。

这并不是治疗重症肌无力的案例，但两者却说明了同一个问题。

其实不管是重症肌无力，还是进行性肌营养不良、代谢性肌病，抑或运动神经元病、癫痫、周围神经病、多发性硬化等，凡出现四肢无力而使用马钱子者，从中医角度讲，他们的功效是相同的。

而在这里，张锡纯得出的结论是，马钱子可“健脾胃”。

“马钱子伍地龙，为治痫风而设。若用以健脾，宜去地龙，加炒白术细末，其健胃之效益著……炒白术四两，制好马钱子一两。”

那么，为什么说马钱子有“健脾胃”的作用呢？

张锡纯对此又有论述：“胃之所以能化食，固赖其生有酸汁，又实因其可以自润动也。”从西医角度解释就是，胃分泌胃液，胃液由盐酸和胃蛋白酶组成。胃蛋白酶可以初步分解消化食物；另一方面，胃肠的蠕动功能使食物在肠道中得到更好地吸收，通过血液的运输营养全身。“马钱子性虽有毒，若制至无毒，服之可使全身润动，以治肢体麻痹，若少少服之，但令胃腑润动有力，则胃中之食必速消。”

这种解释初看似乎很有道理，但细细琢磨，却说理不通。

解剖学中的胃只是一个食物储留和食物初步消化的器官，而中医学中的胃更多强调的是一种功能状态。其主降、主受纳和腐熟水谷，为“水谷之海”；为“仓廪之官，五味出焉”；为“五脏六腑之海”“行气于三阳”；“脏腑各因其经而受气于阳明”，脾为其行津液。但如果“四肢不得禀水谷气”，日久则会出现“阴道不利，筋骨肌肉无气以生”，终至废而不用。

其具体的功能状态体现在《素问·经脉别论》的两段描述中。

“食气入胃，散精于肝，淫气于筋。食气入胃，浊气归心，淫精于脉。脉气流经，经气归于肺，肺朝百脉，输精于皮毛。毛脉合精，行气归于腑，腑精神明，留于四脏，气归于权衡。”

“饮入于胃，游溢精气，上输于脾。脾气散精，上归于肺，通调水道，下输膀胱。水精四布，五经并行，合于四时五脏阴阳，揆度以为常也。”

这是两段很经典的论述，详细记录了饮食入胃之后的变化过程，其中“散精（肝）”“淫精（心）”“输精（肺）”与解剖学中的血液运输、神经支配不同。两者的区别体现：中医注重于“气化”，西医注重于“形化”。

不能说孰优孰劣，只是由于概念的不同注定两者不能相提并论。这样说来，张锡纯所提出“马钱子可健脾胃”的观点似乎并不成立。

那么，用它治疗重症肌无力的机理又是什么？

张锡纯在《医学衷中参西录》第三卷第七期中立有一方，名振颓汤，原方主治痿废。在此方条下又列一方，名振颓丸，并言“前证之剧者，可兼服此丸，或单服此丸亦可。并治偏枯，麻木诸证”。原方组成：人参二两，于术（炒）二两，当归一两，马钱子（法制）一两，乳香一两，没药一两，全蜈蚣（大者、不用炙）五条，穿山甲（蛤粉炒）一两。

分析方中组成，人参、于术、当归偏于补，其余诸药皆善开通经络。乳香、没药辛香走窜以活血，穿山甲“内以脏腑，外以经络”，无处不达，为活血消癥之要药；蜈蚣有毒，性善走窜，通达内外；马钱子大毒，张锡纯谓其通达关节之力比之他药更甚。

然而若单用一味马钱子，是否有效？

没有尝试过。

张锡纯于方后详细说明了马钱子的炮制方法，历代医家针对其炮制也各有详细的介绍，然临床中服用马钱子仍有中毒者，有不中毒者，又是为何？

中药注重配伍。配伍的过程可使两药相得益彰（相须、相使），也可相互制约（相畏、相杀）。例如本方中蜈蚣、马钱子的配伍，临床上服用马钱子而中毒较深者，常用蜈蚣、全蝎以解毒，又该如何解释？

三者虽皆有毒，服之却可相互牵制。

这里就要说到药性了。

用中药取其性味，这是中医临床的特性之一。

中药的性味包括四气五味、归经、升降沉浮，这里我们仅从四气五味及升降沉浮论述。

《药类法象》中提及制方用药之法：“用药之机会，要明轻清成象，重浊成形，本乎天者亲上，本乎地者亲下，则各从其类也。”就重症肌无力患者而言，为“本乎地者”无疑，故应“亲下”。又言：“清中清者，清肺以助其天真；清中浊者，荣华腠理；浊中清者，荣养于神；浊中浊者，坚强骨髓”。而对于“清”“浊”之分，前文中有述：

“味之薄者，为阴中之阳，味薄则通，酸、苦、咸、平是也。”

“味之厚者，为阴中之阴，味厚则泄，酸、苦、咸、寒是也。”

“气之厚者，为阳中之阳，气厚则发热，辛、甘、温、热是也。”

“气之薄者，为阳中之阴，气薄则发泄，辛、甘、淡、平、凉、寒是也。”

对于白术、马钱子配伍：白术甘、苦、温，马钱子苦、寒，方中白术用量大于马钱子，两者同用，寒温相抵趋于平，甘、苦、平是也。取之于气，为“气之薄者”，清中浊也，“荣华腠理”；取之于味，为“味之薄者”，浊中清也，“养荣于神”。这样解释，“马钱子为健脾胃妙药”，于理方通。

对于马钱子、地龙配伍：马钱子苦、寒，地龙咸、寒，两药合用，苦、咸、寒也。取之于味，“味之厚者”，味厚则泄，浊中浊也，以“坚强骨髓”，故用之于痫证有效。

对于全蝎、蜈蚣、马钱子配伍，全蝎辛、平，蜈蚣辛、温，马钱子苦、寒。方中用量蜈蚣、全蝎大于马钱子，三药合用，辛温是也。取之于气，“阳中之阳”也，“气厚者发热”“清肺以助天真”，发散以祛里邪，故以解毒。

至于振颓丸方中配伍，人参甘、微苦、微温，于术甘、苦、温，当归甘、辛、温，乳香辛、苦、温，没药辛、苦、平，马钱子苦、寒，蜈蚣辛、温，穿山甲咸、寒。诸药同用，寒温相抵仍偏于温，“苦胜辛”“甘胜咸”，甘、苦、温是也。取之于气，为“气之厚者”“气厚则发热”“清肺以助其天真”，祛邪以充养正气。

……

如此分析，李东垣在《用药心法》中论及“制方之法”时的一段文字就很好解释了，“凡此者，是明其气味之用。若用其味，必明其气之可否，用其气，必明气味之所宜。”也就是说，一张处方中，若取之于气为气之薄者，取之于味也须为味之薄者；若取之于气为气之厚者，或不取其味，或取之于味也须为味之厚者。反之亦然。

这样说来，方剂的组成重点不在药，而在剂量，在气味。

故而，对于治疗重症肌无力用马钱子者，也不在于其可以开通经络、通透关节，或消肿散结破瘀（20%的重症肌无力患者为胸腺瘤），或健脾理胃，而根本在于其有大毒。

“毒药之祛邪也，其势迅猛。”（《雷公炮制论》）

古代对于毒性有两种解释，一种为药性之偏。如张景岳在《类经》中所言：“药以治病，因毒为能，所谓毒者，因气味之偏也……气味之偏者，药饵之属也，所以祛人之邪气。”一种为服药后的不良反应。

而中药配伍，或者毒药炮制的目的在于：去其药物偏性，以留其迅猛之势，即去性取用是也。“凡大病者，多用之以毒”或许就是这个道理。

至于马钱子的药用剂量，《中华本草》载为0.3~0.6g，最大不超过0.9g，内服不宜久服。临床中常用剂量为0.1g，入汤剂。

知母、石膏之再认识

《金寿山医论选集》在《谈选药》一文下有这样一段论述：“昔人谓‘膏知沉降’，实在冤枉了石膏。沉降之弊在知母不在石膏。石膏虽质重，但实是一味透热药，但作用并不强，惟其清热作用不太大，故应大剂重用。《伤寒论》用于清病后余热（竹叶石膏汤），可为旁证。”

笔者的老师高建忠教授在治疗素有停饮，外感风寒发热后表邪入里，症见咳嗽、痰喘的病人时，常用麻杏石甘汤加干姜、细辛、五味子治疗；对于内有停饮之咳喘，久治不愈者，常在小青龙汤方中去桂枝，加杏仁、生石膏，无不验效。而方中剂量以生石膏为重，小孩通常为15g，成人为30g。对于第一种用法老师的解释是，寒邪入里化热，热壅于肺，肺失肃降，故以麻杏石甘汤清肺热，加姜、辛、味顾及素有停饮这一根本；对于第二种用法老师的解释是，咳嗽久治不愈，寒饮郁而化热，故加生石膏以清热。

试问，若石膏果为大寒沉降之品，此处用之，怎能不损及“饮停阳虚”这一根本？

众所周知，张锡纯善用石膏，且对石膏的运用已经到了出神入化的地步。后世用石膏者，大都仿之于此。谈到运用石膏的体会，张锡纯曾言：“凡无新受之外感，而其脉象确有实热，屡服凉药不效，即稍效而后仍反复者，皆预有外感邪热伏藏其中，均宜重用生石膏以清之，或石膏与人参并用以清之也。”（《医学衷中参西录·第四期第一卷》）值得注意的是，此处用之皆为生石膏，若取煅石膏不仅无此作用，还有内敛痰火之弊。

曾患病，时值夏令。面红目赤，身热汗出，头晕，腹痛，不思饮食，大便黏滞。自察苔白厚，脉洪而长。想到西瓜有“天然白虎汤”之称，故连食两日，未见好转。虑及张锡纯用石膏之法，以通变白虎加人参汤原方去人参治疗。当时畏石膏之大寒，不敢多用，方用：生石膏15g，白芍9g，山药6g，甘草3g。服三剂有效，腹痛身热减轻，然额上、面部起疹，瘙痒。因前有对生石膏过敏病史，故停药不服，仍食以西瓜。病情反复，缠绵数十日，身热、头晕等诸症较前加重。复考张锡纯用法，觉前方证治原属对应，故放胆再用，处以：生石膏30g，白芍10g，山药6g，甘草3g，党参6g，苍术12g，厚朴9g。连服5剂，病愈。病后思考，前方服后额上起疹或并非药物过敏使然，乃药助正气与邪争，透邪外出的一种表现。

又见一患者，女，29岁，产后发热。高热、口渴、心烦易怒、乳汁不下。腹满、大便不畅、纳食差。观其舌苔，舌淡、苔薄干黄，脉数。辨为阳明热甚，师以处方，生石膏30g，玄参9g，山药9g，人参6g，生地9g，淡豆豉9g，生甘草3g。服3剂热退便畅，再诊去豆豉、生地，加炒麦芽15g、香附9g通经下乳，服后病愈。

或问：“产后最忌寒凉，此处为什么重用石膏、玄参、生地等寒凉之品？”

答：这种用法学自张锡纯。如果真的是产后温病，寒凉药是可以用的。张锡纯治疗这种病，轻者玄参煎服即可，重者用白虎加人参汤，“须以山药代粳米，玄参代知母，方为稳妥”。且石膏和玄参均可治产乳。

还有一论。

《黄帝内经》有“治痿独取阳明”之论，石膏可清阳明经热，为阳明经之主药。那么，于方中重用石膏是否可用于治疗痿证？

实习中见脑卒中病人常表现为肢体乏力、手足拘挛、身不能转侧、手不能上抬。临床医生多以气虚痰瘀论治，方以补阳还五汤加减治疗，见效不显。不可否认，中风恢复期病人以虚证居多。但中风患者亦多为体型肥胖、嗜食肥甘、不喜运动者，又有因环境因素，长年湿热为患者（例如广东地区）。古语有云：“湿热不攘，大筋软短，小筋弛长，软短为拘，弛长为痿”，以大剂量石膏清阳明之热，临床可以之为一思路。

至于知母。

文章开头已提及，知母苦寒，清热之力强于石膏。仲景方中用到知母的不多，仅五首：白虎汤、白虎加人参汤、麻黄升麻汤、百合知母汤、桂枝芍药知母汤。这些方中，知母均用于清热生津。《珍珠囊补遗药性赋》中提及知母时，言其用有四：“泻无根之肾火；疗有汗之骨蒸；止虚劳之阳盛；滋化源之阴生。”

曾见一患者，女，52岁。患2型糖尿病10余年，平素以皮下注射胰岛素治疗，血糖控制欠佳。诊见体型偏胖，心中烦闷，眠差，尿数，易饥，口干，身无力。查舌脉，舌淡，苔白，脉滑。师以白虎加人参汤治之，首方以生石膏30g，知母15g，山药10g，泽泻18g，桂枝9g，茯苓12g，红参9g，生甘草3g，初服有效。后多次调方，均在此基础上加减，石膏最大用至45g，知母用至24g。连续服3月，血糖竟逐渐控制在正常范围。期间多次调整胰岛素用量，渐至停药。

临床体会，知母有滑泻之弊，对于遗精、泄泻、小便自遗的患者为禁忌；知母、石膏配伍即白虎汤类方，以白虎加人参汤治疗消渴疗效很好，方中石膏、知母用量皆大；知母、黄柏配伍即滋肾丸，用于阴虚阳不化之小便不利，意在于阴中求阳，少火生气；肾科多用知母，取其利水消肿之功；外科疮疡多用知母，取其苦寒清热、甘寒生津、流通之性可消肿止痛之用；久病发热，昼轻夜重者，常用知母，多与丹皮、青蒿配伍以清阴分之热。

至于石膏和知母的区别：石膏为手太阴肺、足阳明胃经药，知母为手太阴肺、足阳明胃、足少阴肾经药；石膏辛、寒，知母苦、甘、寒；石膏辛以解表，寒以清热，重在中、上二焦，善清利头目，行于气分，知母苦寒沉降，甘寒滋阴，可清三焦热邪，且泻肾中伏火，兼入阴分；另本草中言知母有“益气”的作用，概取其于水中泻火，少火生气之意。

厚朴之再认识

实习时见过这样一则案例。

××，女，53岁，慢性心力衰竭患者。症见：胸闷，气短，倦怠乏力，时有喘咳，呕吐白质稀痰，夜间为甚。腹胀满，按之不痛，纳差，大便不畅。舌淡，苔薄白，脉弦滑。辨证为饮停于肺。初以小青龙汤加减治之，方以麻黄9g，桂枝9g，白芍9g，干姜9g，细辛3g，五味子9g，清半夏9g，生甘草3g。因乏力、腹满一症，加厚朴12g，白术15g行气消胀。服药无效。思及《金匮要略》“支饮胸满者，厚朴大黄汤主之”之言，此症见咳喘、腹满、大便不通，肺与大肠相表里，腹满、大便不畅均由肺气不宣引起，故于小青龙原方中加厚朴12g，枳实9g，大黄6g。药后病反加重，精神转差，气喘连连，夜难平卧，遂请另一医诊治。医者视之，于第一方中改干姜为生姜15g，减厚朴为6g，易白术为人参6g。服后诸症减轻，后愈。

【附】慢性心力衰竭属于中医“支饮”范畴。叶天士说厚朴“多用则破气，少用则通阳”。此案中，第一方用大剂量厚朴下气伤阳，第二方更以厚朴、枳实、大黄再伤其阳气，故病情加重。前两方若单用小青龙汤则有效，加减有画蛇添足之嫌。最后一方改干姜为生姜意在散水邪，因重伤阳气后饮邪更盛，“咳喘连连，不能平卧，精神转差”；易白术为人参者，人参补五脏气，而白术虽补气也有闭气之嫌；用小剂量厚朴助生姜以散饮邪，可通阳，可解药物之呆滞。

吴鞠通受叶天士的影响很大，他将叶天士“厚朴少用通阳”的理念用到“湿温病”的治疗中，并发展了“苦辛通法”“苦辛温法”。叶天士说：“温病救阴尤易，通阳最难”，由此吴鞠通于方中小剂量使用苦辛或辛温药以通阳。如《温病条辨·上焦篇》的三仁汤，《中焦篇》的一至五加减正气散，《下焦篇》的参术附汤等等，其目的在于利小便，使湿随气化。

仲景方也善用厚朴，在《伤寒论》《金匮要略》两卷中明确提及厚朴方的有十首。其中：《伤寒论》太阳病三首，分别为桂枝加厚朴杏子汤、栀子厚朴汤、厚朴生姜甘草半夏人参汤；阳明病篇两首，为大、小承气汤。《金匮要略》痰饮咳嗽病篇一首，厚朴大黄汤；肺痿肺痈咳嗽上气病篇一首，厚朴麻黄汤；腹满寒疝宿食病篇两首，厚朴七物汤、厚朴三物汤；妇人杂病篇一首，半夏厚朴汤。

其中七条论述腹满，两条论述咳喘，一条论述杂病。原文如下。

发汗后，腹胀满者，厚朴生姜甘草半夏人参汤主之。厚朴生姜甘草半夏人参汤方：厚朴半斤，生姜半斤，半夏半斤，人参一两，甘草二两炙。上五味，以水一斗，煮取三升，去滓，温服一升，日三服。

（此案中，腹满因于气虚，重用厚朴意在下气除满。为什么要重用，因为热与气结，邪实已成。配伍人参在于顾护正虚，配伍半夏虽在于燥湿，也在于防微杜渐。病在腹。）

伤寒下后，心烦、腹满、卧起不安者，栀子厚朴汤主之。栀子厚朴汤方：栀子十四枚，厚朴四两（姜炙），枳实四枚。已上三味，以水三升半，煮取一升半，去滓，分二服。温进一服，得吐者，止后服。

（此案中，腹满因于误下，“得吐者，止后服”一句可推测热在胃脘，胃气上逆；厚朴与枳实配伍，意在下气消痞，不用大黄者，因无腑实；病在腹。）

阳明病脉迟，虽汗出，不恶寒者，其身必重，短气，腹满而喘，有潮热者，此为外欲解，可攻里也。手足濈然汗出者，此大便已硬也，大承气汤主之；若汗多，微发热，恶寒者，外未解也，其热不潮，未可予承气汤；若腹大满不通者，可与小承气汤微和胃气，勿令大泄下。

大承气汤方：大黄四两，酒洗，厚朴二两，枳实五枚，芒硝三合。上四味，以水一斗，先煮二物，取五升，去滓，内大黄，煮取二升，去滓，内芒硝，更上微火一两沸，分温再服。得下，余勿令服。

小承气汤方：大黄四两，酒洗，厚朴二两（炙，去皮），枳实三枚。已上三味，以水四升，煮取一升二合，去滓，分温二服。初服汤，当更衣，不尔者，尽饮之；若更衣者，勿服之。

痛而闭者，厚朴三物汤主之。

厚朴三物汤方：厚朴八两，大黄四两，枳实五枚。上三味，以水一斗二升，先煮二味，取五升，内大黄，煮取三升，温服一升。以利为度。

（此三方均提及如大便泻下，勿再服。从剂量来看，厚朴三物汤为大承气汤原方去芒硝，厚朴加量；小承气汤为大承气汤原方去芒硝，枳实减量。由此分析，厚朴三物汤证与大承气汤证相比，前者无肠腑燥结但腹满更甚；小承气汤证与大承气汤证相比，前者无燥结或燥结不明显，且痞证减轻。故大承气汤方证重在满、痞、实、燥结；小承气汤方证在于实、满，痞证减；厚朴三物汤方证在于满、痞、实。故大、小承气汤君大黄意在荡涤肠腑，配伍厚朴、枳实以助药力，病在肠；厚朴三物汤君厚朴、枳实意在行气除胀消痞，配伍大黄去积泻热，病在腹。）

病腹满，发热十日，脉浮而数，饮食如故，厚朴七物汤主之。厚朴七物汤方：厚朴半斤，甘草、大黄各三两，大枣十枚，枳实五枚，桂枝二两，生姜五两。上七味，以水一斗，煮取四升，温服八合，日三服。呕者加半夏五合；下利去大黄；寒多者加生姜至半斤。

（此案中，“饮食如故”一语提示无腑实。重用厚朴意在行气，配伍大黄意在泻热。）

支饮胸满者，厚朴大黄汤主之。厚朴大黄汤方：厚朴一尺，大黄六两，枳实四枚。上三味，以水五升，煮取二升，分温再服。

（此案中，重用厚朴意在行气逐饮，配伍大黄意在去积。）

咳而脉浮者，厚朴麻黄汤主之。厚朴麻黄汤方：厚朴五两，麻黄四两，石膏如鸡子大，杏仁半升，半夏半升，干姜二两，细辛二两，小麦一升，五味子半升。上九味，以水一斗二升，先煮小麦熟，去滓，内诸药，煮取三升，温服一升，日三服。

（此案中，厚朴为君药，与杏子、半夏配伍可降气除满，与麻黄配伍行气逐饮利水，也可解表。此方与小青龙去桂加杏仁、石膏汤的区别在于症状有汗、无汗。）

喘家作桂枝汤，加厚朴杏子佳。桂枝加厚朴杏子汤方，于桂枝汤方内，加厚朴二两，杏仁五十个，余依前法（桂枝汤法）。

（此案中，厚朴配伍杏子意在降气平喘。此方证与麻杏石甘汤证的区别在于脉象，前者脉浮。）

妇人咽中如有炙脔，半夏厚朴汤主之。半夏厚朴汤方：半夏一升，厚朴三两，茯苓四两，生姜五两，干苏叶二两。上五味，以水七升，煮取四升，分温四服，日三夜一服。

（此案中，厚朴配伍生姜，意在行气散结。）

【体会】厚朴性温，味苦、辛。苦以降泄，辛以发散，温可宣通。对于饮邪、湿邪、水停等伤阳的情况，或温病湿郁肌表、湿阻气机的情况，可用小剂量厚朴通阳；对于温病津液耗竭的情况，在急救阴液之余也可少加厚朴以助流通。对于杂病而言，厚朴大多用于下气除满散结：与解表药配伍可治疗在肺之咳逆；与枳实配伍寒温并用，下气消痞；与生姜并用，辛以散结；与半夏配伍，燥湿化痰；与大黄配伍，荡涤肠腑热邪以去积滞。

柴胡、葛根之再认识

先说柴胡。

从四气五味角度讲，柴胡气平、微寒，味微苦、辛；从归经角度讲，柴胡归肝、胆经；从六经角度讲，柴胡为少阳经主药；从升降浮沉理论讲，柴胡主升，属于“风升生”类，有升阳举陷的作用；从气血津液角度讲，柴胡分治气血；从表里辨，柴胡既可发散表邪，又可去除里积。

古人有“善用柴胡者，可治百病，不善用柴胡者，立劫肝阴”之叹。《医学衷中参西录》在“柴胡解”下有这样一段论述。

“忆甲戌年，有王风卜者，德州人，作商津门，病寒热，医者不知其为肝虚之寒热也，以为少阳伤寒，以柴胡、枳实等药投之。服后约半小时，忽全身颤抖不止，怔忡烦乱。急延余治，余持其脉，则手震颤不能循按。问：‘何以遽尔至此？’曰：‘因服药使然。’索方视之，曰：‘此必其肝阴素虚者也。更用柴胡、枳实，劫肝散气，祸不旋踵矣。’因忆寿师之言，乃急取生杭萸肉一两，煎汤送服朱砂细末五分而安。用柴胡者，不可不注意。”

案中明言病寒热，且服药后出现阴虚风动的表现。这种变化是否责之于“柴胡”不能肯定，但再方用山萸肉救急却给了我们临床一些启示。柴胡、山萸肉都可以治寒热往来，《神农本草经》中有言：“柴胡所主之寒热，为少阳之外感之邪，若伤寒疟疾是也……山萸肉所主之寒热，为厥阴内伤之寒热，若肝脏虚极忽寒忽热，汗出欲脱是也。”

见一病人，体型肥胖，关节疼痛、心烦腹满、大便黏滞。苔腻，脉滑。医以小柴胡汤加减治之。方用：柴胡15g，黄芩10g，苍术15g，鸡内金10g，清半夏6g，厚朴6g，甘草5g。初服不效，减量柴胡至10g，心烦、腹满减轻，再服无效。去黄芩，加量清半夏，腹满消失，大便仍黏滞；再诊复加量柴胡至15g，大便稍有好转；又诊加量柴胡至24g，易苍术为白术30g，改鸡内金15g、厚朴10g，易甘草为炙甘草。服药2周后关节疼痛消失，大便正常，停药。

经此案笔者始悟易水学派言“柴胡，半夏为之使”以及《神农本草经》中言“（柴胡）若佐以三棱、广术、巴豆之类，故能消坚积，是主血”之意。个人体会，临床上柴胡单用可解表，与黄芩配伍和解少阳，与半夏配伍通腑、行滞气、去饮食积滞，与白术配伍除风热湿痹，与活血药配伍，主治血分。至于用量，与黄芩相配，用于解表，剂量宜大；用于和解少阳、疏转阳气，柴胡、黄芩等量或用量少于黄芩；用于去里积、除湿痹，剂量宜大，一般18～24g；用于升阳举陷，常与升麻配伍，剂量宜轻，一般3～6g，多用无效。

李东垣善于用柴胡，也经常用柴胡。考其所立诸方，柴胡在方中剂量均小，最多用至三钱，补中益气汤原方中柴胡仅用三分。在《内外伤辨惑论》所立方中，仅升阳补气汤方中柴胡用量独大，但也仅用到二钱五分。此方治疗因饮食劳役所伤之气短无力、不能寒热、倦怠嗜睡、肢体不用及五心烦热诸症。其中“不能寒热”可以理解为“不耐寒热”“忽寒忽热”，与少阳病“寒热往来”相似，故此方中柴胡用量重于其余各味，有外解表邪之意。而此处比较有意思的是“五心烦热”见症，这是阴虚之证，如果不善用柴胡者，或许就“劫肝阴”了。

据我的老师高建忠教授体会：用补中益气汤治疗劳倦损伤之脾胃不足者，方中各药剂量宜小不宜大，剂量过大效果反而欠佳。

犹记得一段时间老师治疗感冒发烧的病人经常在方后加小剂量柴胡，1g、2g、3g不等，鲜少超过3g。一度难以理解，如今看来，这种用法正是为了升提阳气而设，引被遏制之阳气上升，补卫气之散解以实表。

论到葛根。

葛根与黄芪类比：黄芪升阳，葛根也升阳；黄芪生津止渴，葛根也可生津止渴；黄芪托毒生肌，用于疮疡日久难溃难腐或久溃难敛者，葛根透疹解毒，用于麻疹初起、疹出不畅者；从药物法象角度来看，葛根属于风升生类，阴中之阳，味薄则通，为动药。黄芪属于湿化成类，阴中之太阴，兼益气守中，为静药。临床体会，正虚外感、汗出不畅者，予小量补中益气汤，易升麻为葛根，疗效颇佳。

葛根与柴胡类比：柴胡升肝胆之阳气，葛根升脾胃之清阳；柴胡为少阳经主药，葛根为阳明经主药；柴胡可升阳举陷，柴胡可透邪达表；柴胡用于春升之令以助生发之气，葛根用于夏暑之令生津液以制约阳气之浮越；柴胡可以去里积、除湿痹，葛根可以厚肠胃、缓筋急；另柴胡有行气活血的作用，葛根没有。临床体会，对于热病津伤者，可用葛根；对于阴虚风动、目眩肢颤的病人，大剂量葛根配伍山药，效果很好。

杨栗山有一首名方被后世医者极为推崇，名为升降散，方由僵蚕、蝉蜕、大黄、姜黄四味药组成。其中僵蚕主升、大黄主降、蝉蜕出表、姜黄入里，是调理气机升降出入的一张方子。临床体会，对于温病初起、肌热、口干、心烦闷、大便黏腻的病人，于此四味中加少量葛根，升阳达表之力增强，可解肌热、通大便。

某天读《不居集》时见到这样一段论述："解托之妙，妙在葛根，味辛性凉，凉药遏表，惟葛根凉而能解；诸辛皆燥，惟葛根之辛而能润"，"葛根'妙在横行托里'，柴胡'妙在升举拔陷'，两者一提一托，可使外邪迅速达表而解"。《不居集》是一本论述虚劳的专著。作者吴澄认为虚劳有内损和外损之分。内损为脏腑阴阳气血亏损；外损为六淫侵及人体，由表及里、由浅至深致病，通常有正虚的基础。对于外损的治法，他提出解托和补托两种方法。解托法适用于外感邪气，正气亏虚不任疏散者；补托法用于正虚邪陷不能托毒外出者。而在这两种方法中，柴胡、葛根是常用药。

此论给予临床治疗"虚劳"病一些新的思路，值得借鉴。

人参之再认识

人参补五脏，且大补元气，为挽危救逆的要药。其补肺气之不足以复治节，补脾气不足以生血，补心气不足以生脉，补肝阳之不足以助疏泄，补肾气不足以助元阴元阳。其余益气诸药，如黄芪、党参、沙参、太子参之类，虽有补气之功，多数情况下也可代替人参，唯人参大补元气之用，为其余诸药不及。至于人参性味，有言其甘温者，有言其燥热者，也有言其微苦、微寒者，不一而论。

笔者初只识得人参甘温之性，故凡见热证者忌之，恐其助热之弊。后读《长沙方歌括》，见其中四逆加人参汤方的歌诀："四逆原方主救阳，加参一两救阴方。利虽已止知亡血，须取中焦变化乡"，不禁有些疑惑，人参可救阴吗？四逆加人参汤方原文："恶寒脉微，而复利，利止，亡血也，四逆加人参汤主之。"陈修园的原意或只为说明阳虚寒利，利久伤阴亡血，可于四逆汤方中加一味人参补气以生血，即《灵枢·决气》篇中言"中焦受气取汁，变化而赤，是谓血"之意，此论确然。然"加参一两救阴方"一句却多受诟病，人参可救阴多不被认同，或多理解为"有形之血不能速生，无形之气所当急固"之意。

后思考，或为品种之异。人参有野生与种植之分，也有党参、辽参之异。党参较辽参其性平和，野参较种植参其性又平和。就野参而言，辽参甘、微苦、微寒，潞党参甘，平，台党参甘，温；然种植参多燥热。故温病用之，多取野参；古人言人参补血者，也为野生。而今日药房常备之人参多为种植，故热病忌投。

事物都具有两面性，这是唯物论和辩证法的观点。人参既可扶正，也可祛邪。《太平惠民和剂局方》中录有一方，名败毒散，又名人参败毒散。用于治疗气虚外感之风寒湿证。清代的喻嘉言论到此方时言其可以治疗外邪陷里之痢疾，有“逆流挽舟”之意。方中用人参即为祛邪而设，扶正以助邪外出。

张锡纯用白虎加人参汤时有这样的体会，“伤寒定例，汗、吐、下后，用白虎汤者加人参，渴者用白虎汤亦加人参。而愚临证品验以来，知其人或年过五旬，或壮年在劳心劳力之余，或其人素有内伤，或禀赋羸弱，即不在汗、吐、下后与渴者，用白虎汤时，亦皆用人参。”张锡纯用人参，一在补正气不足，一在祛邪外出。临床可思虑之。

虽言人参可补五脏，临床用之多以补中焦脾胃为主。《药类法象》中将其归为“湿化成”之类，守中是也。故《象》云，“非升麻为引用，不能补上升之气……若补下焦元气……茯苓为之使。”

本草对于人参的作用论述很多，“补五脏，安精神，定魂魄，止惊悸，除邪气，明目，开心益智”。究其原因，无非气血调和而见身体康健。初读《伤寒论》，在《霍乱病》篇理中汤方加减法中有“腹中痛者，加人参，足前成四两半”一语，初时不明腹中痛者为何须加量人参。如今想来，盖和阴阳而已。此方中人参当为野党参，故有此效。今用之，或需在加人参之余再加凉润之品。

曾见高建忠老师治疗一小便不利的患者。老年男性，患小便不利多年。点滴难出，尿时疼痛，下肢浮肿，口干、目涩，纳食欠佳，睡眠差。舌淡脉弦大。初以五苓散加减治之，方用白术30g，桂枝9g，茯苓15g，猪苓15g，泽泻18g，鸡内金15g，黄芩6g，生甘草3g，不效。后去桂枝、黄芩，加红参12g，麦冬9g，生地6g，初见成效；后连服半月，再无明显改善。虑及日月、寒暑往来之理，嘱患者以此方与六味地黄丸相间服用，日服汤剂，夜服六味地黄丸，又过1月，小便得畅，下肢浮肿消失，病愈。

此例即为阴阳气血调和之理，可以借鉴。

关于中成药

中成药同抗生素一样，已经被用滥了。

曾见一个不到三岁的小孩，因发烧来急诊看病，医生给她开了牛黄解毒丸。吃了两天烧是退了，但是双脚红肿、疼痛，穿不了鞋，来找皮肤科的医生诊治。医生刚开始以为是皮肤过敏的问题，从最近去哪玩过、有没有接触特殊的东西，到袜子、鞋子是不是新的……问了个遍，都没查出什么异常。后来家属说前几天因为发烧吃了牛黄解毒丸，才知道是药物的原因。要知道牛黄解毒丸中有朱砂，朱砂的成分中有水银，小孩乃稚阴稚阳之体，很容易过敏。另外，牛黄解毒丸本是救急之品，对于高热神昏病人是可以救命的。现在却用于小孩的轻微感冒，纯属滥用！然而对于 ICU（重症监护室）那些真正需要的病人，医者反而想不起来或者不会用了。

现在中医院的各科病房都会到用中成药。什么红景天注射液、丹红注射液、丹参注射液、脑栓通注射液、血栓通注射液、灯盏细辛颗粒、尿毒清颗粒、止咳糖浆、小柴胡颗粒，比比皆是。神经科、心血管科常用活血通络的药；肾病科常用祛湿化浊的药；呼吸科常用止咳化痰平喘的药；消化科常用健脾化湿的药；肝病科常用软坚散结的药；外科常用清热解毒的药。而中医院申报临床课题也大多是研究某种中成药的临床疗效，只因这种做法在人们的普遍认识里不仅简单易行，副作用还小。

然而真的是这样吗？中医讲求辨证论治，这不仅仅是对汤剂而言，对于中成药也是如此。例如感冒，辨证有风寒、风热、暑湿、气虚的不同，中成药也有小柴胡颗粒、维 C 银翘片、藿香正气丸、玉屏风颗粒的区别。

虽然不能像中药汤剂那样精确把握每味药的比例和用量，但起码寒、热、虚、实要分清楚，不能一见感冒就是小柴胡颗粒。失之毫厘、谬以千里。虽然病人不会因为服用中成药出现太大的病情波动，但医者用药需心中有数。

再有就是大便不通的问题。大便困难似乎已经成了一个国民问题。现在生活水平提高了，吃得好了，但人们运动少了，就连走路也少了，因此很多人都会出现大便困难。这不仅是老年人，年轻人甚至小孩都有这样的问题。怎么办？对于住院的病人而言，医生都会给他们开通腑醒神胶囊，这是医院自制的中成药，通大便的效果很好。很多病人都知道，也很自觉，一旦药吃完了就会找医生开。因为不吃就会便秘，吃了就有效。但病人不知道药物的组成成分，可能一些医生也不知道，或者知道也不会在意。它由牛黄和天竺黄组成，这两味都是治疗热病神昏、热极生风的药。古人将他们用于治疗温病热入营血之重症，是可以救急的，可见其清热之力有多强，不啻张仲景的大承气汤！而其常规用量是一日三次，一次三粒。这样的药长期服用，其伤阳耗气的后果可想而知。可惜患者不知道，将其奉为圣药；医者知道也不去理会，依旧对患者有求必应。曾经一位医生和实习生说过，长期服用通腑醒神胶囊的病人做肠镜会发现肠壁都是黑色的，所以相比而言，外用灌肠对身体的影响反而更小。只是这样的医者毕竟少数。实际上治疗大便不通的中成药岂止这一种，大山楂丸、保和丸、理中丸、补中益气丸、麻子仁丸、润肠丸、黄连上清丸等，这些药都可以治。但是怎么治，还是上面说过的，需要辨证论治。

现在人们喝水都喜欢往水里加点东西，如红枣、枸杞、菊花、金银花、胖大海、决明子、薄荷、麦冬、西洋参等等，打着多喝有益健康的旗号，乐此不疲。虽然剂量不多，又仅是泡水，但喝水的人对这些药是否真的了解呢？仅从上面所提到的几味中药来看，金银花是清心火和肺火的，菊花、决明子清肝火，薄荷解表清肺经热，胖大海清肺与大肠热。你只知道上火了需要喝点东西降降火，你知道是哪里有火吗？你知道哪一味药降哪一种火吗？再说红枣、枸杞、麦冬、西洋参，红枣补血、枸杞补肝肾、麦冬滋养肺、胃，西洋参益气滋阴，它们虽为补益之品可强身健体，但也有呆滞碍气之弊。何况若无虚何必言补？难怪现在便秘的人这么多。说到便秘，还有一个问题。很多人在大便不通很多天后会用番泻叶泡水喝来通大便。虽然有效，但用后一段时间精神会很差，且越用便秘越难治。据个人体会，番泻叶逐水的作用要比通大便的作用更强。且此药苦寒伤阳，不可多服。

还有就是中成药运用于临床课题研究的问题。这样的运用，不要说辨证，连辨病都不能做到。只要符合纳入标准的都会去用，效果怎样，不知道；副作用怎样，不知道。且如今的新药大多喜欢标新立异，方中多含有金属类矿物质，美其名曰是为了检验他们的炮制技术有多好。试想即便如六味地黄丸、肾气丸、补中益气丸，久服、不恰当地服都会对人体造成伤损，何况这些连组方都不能明确的药呢？

中成药的本义是为了方便服用和携带，如今却滥用至此，何人之错?!

中药过敏吗

说这个问题是有根据的。

笔者对石膏过敏，稍食则会面部起疹，停药后数日可自愈。临床中也会遇到很多人对中药过敏，常见的是蝉蜕、蜈蚣、全蝎、地龙、水蛭等虫类药，也有对栀子、大黄、金银花、鱼腥草等过敏的，还有对大枣过敏的。何绍奇老先生曾讲过一例对大枣过敏的案例，他说：曾治疗一位失眠的患者，用了甘麦大枣汤加龙骨、丹参、茯神、甘松、酸枣仁。服后患者心率竟增至110次/分。嘱停药观察，一天后心率减至80次/分。如此数次，服大枣后均不佳。乃知患者为大枣过敏。此案记于《读书析疑与临证得失》一书中。对此笔者一直存有疑问，真的是中药过敏吗，还是有其他原因？

现代研究将中药中某种成分提取出来，通过动物实验以验证引起过敏的原因：或由于细胞缺陷，或因于基因过度表达，或是营养物质合成障碍，等等。也有理论认为，基因的表达受环境和心情的影响。中医理论则说“有诸于内，行诸于外”，认为人体外部一切的变化均与体内的变化有关。

北方多发过敏性鼻炎。每年4、5月份和8、9月份最易发作。对于此病，高建忠老师多投以麻附细辛汤加减治疗，兼有咳嗽者，选小青龙汤方加减，每每获效。但也只是获效。“这种病的治疗需要很长时间，因为是体质的问题。每于病发时用药只能缩短发作的周期、减少发作的次数，时间长了，身体的阳气恢复了，病自然就好了。这个过程很长，有的需要几年，有的需要十几年。”这是老师对过敏性体质的看法。据病人自己说，如果去南方待上一段时间，鼻炎就很少发作。这是环境的问题。而过敏性鼻炎的患者，有阳虚的根本。

据此笔者思考，若是根据此论来解释中药过敏的问题，是否可以说得通呢？

笔者曾夏月患病，头晕、身热、乏力，汗出多，自服白虎汤治疗。先时畏石膏过敏，投以小量，服后果面部起疹，不敢再服。后虽面疹消退，但头痛身热一症缠绵半月之久。觉前方证原属对应，故又服之，只是石膏剂量加大，用至30g，同时加少量干姜。服两剂后病愈，疹无复出。

笔者为阳虚之体，多食温热辛辣不觉有异，稍食寒凉则多生不适，以腹胀、面部起疹为常见。想来起疹或并非药物过敏使然。对于本案，在里有寒，在外有热，热郁肌表而不得发，出疹也是祛邪外出的表现；对于素体阳虚者，阴寒在里，浊阴上犯，阻于清窍则头晕，郁于肌表则发疹。

基于此，对于大枣“过敏”者或因为素体痰湿；对于“虫类药”过敏者，虫类药有温、凉、燥、润不同，但皆为攻伐之品，叶天士提出“久病入络”观点，认为久病邪气入络，不易祛除，需用虫类药搜风祛邪，而过敏者多因于久病体虚；至于对“蝉蜕”“金银花”“连翘”“大黄”等过敏者，或因于素体阳虚，疏散太过、外邪郁表等等。可见中药过敏的根本原因在于每个人体质的偏颇，当然也不除外选方和配伍的问题。只是如今医患关系紧张，只能避之不用罢了。

由“湿盛阳微”想到的

——从《温病条辨》说起

语出叶天士《温热论》。原文记载：“且吾吴湿邪害人最广，如面色白者，须要顾其阳气，湿盛则阳微也。法应清凉，然到十分之六气，即不可过于寒凉，恐成功反弃。何以故耶？湿热一去，阳亦衰微也。”需要注意的是，此段为论述湿温而设。

对于温病愈后可能出现的阳气衰微的情况，吴鞠通在《温病条辨·下焦》中有所列举。

“温病愈后，嗽稀痰而不咳，彻夜不寐者，半夏秫米汤主之。饮退则寐，舌滑，食不进者，半夏桂枝汤主之。”

（此为通阳法。）

“温病解后，脉迟，身凉如水，冷汗自出者，桂枝汤主之。”

（其中桂枝、芍药等量，不需啜稀粥以助药力，意在小发其汗。）

“温病愈后，面色萎黄，舌淡，不欲饮水，脉迟而弦，不食者，小建中汤主之。”

（此为温阳法。）

需要注意的是，此为“温病愈后”而设。若温邪未除，断不可投以温补。

重新回到湿温。湿温与温病转归大体相同。湿热证经治疗后会出现以下三种情况：热去湿独留，转为寒湿；湿去热独留，热邪伤阴；湿热俱去，阳气衰微。

《温病条辨》以上、中、下三焦分篇论治。在每一篇中都有提及湿温：上焦篇湿温病在气分，用三仁汤治之；中焦篇提到湿温，有从上焦而解的三香汤、有从下焦而解的人参泻心汤加白芍，有从三焦分消的茯苓皮汤，也有以升降中焦为定法的加减正气散；在下焦篇中提到湿温，有淡渗通阳的宣清导浊汤，有辛甘或苦辛温阳的术附汤、加减异功散、扶阳汤，也有苦温燥湿的温疮汤。原文记录于下。

“头痛恶寒，身重疼痛，舌白不渴，脉弦细而濡，面色淡黄，胸闷不饥，午后身热，状若阴虚，病难速已，名曰湿温。汗之则神昏耳聋，甚则目瞑不欲言，下之则洞泄，润之则病深不解。长夏深秋冬日同法，三仁汤主之。”

（此条文中，最后一句“长夏深秋冬日同法”易被忽略。三仁汤治疗上焦湿热证，与季节无关，与症候无关，只与病位有关。一个是气分，一个是上焦。后世将此方广泛用于治疗湿郁肌表、湿郁气分、湿邪弥漫等证，是淡渗通阳的基础方。）

“湿热在上焦未清，里虚内陷，神识如蒙，舌滑脉缓，人参泻心汤加白芍主之。”

“湿邪受自口鼻，由募原直走中道，不饥不食，机窍不灵，三香汤主之。”

“吸受秽湿，三焦分布，热蒸头胀，身痛呕逆，小便不通，神识昏迷，舌白，渴不多饮，先宜芳香通神利窍，安宫牛黄丸；继用淡渗分消湿浊，茯苓皮汤。”

“三焦湿郁，升降失司，脘连腹胀，大便不爽，一加减正气散主之。”

（此三者均为湿温病在中焦。其中有补益法，有轻清法，有分消法，有升降法。）

“湿温久羁，三焦弥漫，神昏窍阻，少腹硬满，大便不下，宣清导浊汤主之。”

（此为淡渗通阳法）

“湿凝气阻，三焦俱闭，二便不通，半硫丸主之。”

（此为温阳兼通阳法。）

“湿浊久留，下注于肛，气闭，肛门坠痛，胃不喜食，舌苔腐白，术附汤主之。”

“少阴三疟，久而不愈，六脉弦紧，形寒嗜卧，舌淡脉微，发时不渴，气血两虚，扶阳汤主之。”

（此二者均为寒邪偏盛，苦辛温阳法。一者在于脾，一者在于肾；一者在于辛甘化阳，一者在于峻补督脉；一者病在阳微，一者病在虚劳。）

“疟邪久羁，因疟成劳，谓之劳疟；络虚而痛，阳虚而胀，胁有疟母，邪留正伤，加味异功散主之。”

（此为湿热久羁成劳，邪去正伤，湿去阳微。劳者温之，虚则补之，为辛甘温阳法。）

“太阴三疟，腹胀不渴，呕水，温脾汤主之。”

（此为湿邪偏胜，乃苦温燥湿法。）

总结而言，“湿盛阳微”，多夹有寒；湿热俱去，阳气衰微。湿偏盛者，可以苦温燥湿，如平胃散、温脾汤、温中汤一类；寒偏盛者，可以甘温或辛温胜湿，如小建中汤、理中汤、干姜附子汤一类；寒湿并重，泄泻不止者，多以风药胜湿，如羌活、防风、升麻、柴胡、葛根一类；寒、湿俱轻，阳气郁闭者，以淡渗通阳，如茯苓、猪苓、泽泻、薏苡仁、杏仁一类。

炉火虽熄，灰中有火

北方农村有一种做饭用的灶火，每次做完饭后都会用热的炉灰将烧剩的炭芯掩盖。下一次做饭时将炉灰移开，在冷却的炭芯中间放上新柴，大概二十分钟左右火就烧起来了。

这是生活常识，也与中医理论相通。

叶天士《温热论》中有这样一段记载："面色苍者，需要顾其津液，清凉到十分之六七，往往热减身寒者，不可就云虚寒而投补剂，恐炉火虽熄，灰中有火也。"此段论述温热病，意在告诉后学者，即使温热病在后期出现恶寒、身冷、下利、脉微等一系列阳虚寒证的表现时，也不可投以温补之药，恐"灰中有火"。

《临证指南医案》即记录了这样一则案例。

"席，脉左数，右缓弱。阳根未固，阴液渐涸。舌赤微渴，喘促，自利溲数，晡刻自热，神烦呓语。夫温邪久伏少阴，古人立法，全以育阴祛热。但今见症，阴分故有伏邪，真阳亦不肯收纳。议仿刘河间浊药轻投，不为上焦热阻，下焦根蒂自立，冀其烦躁热蒸渐缓。

熟地炭，茯苓，淡苁蓉，远志炭，川石斛，五味子。饮子煎法。

又，晚诊。阴中伏邪，晡时自升，目赤羞明，舌绛而渴。与育阴清邪法。

生地炭，玄参心，川石斛，炒麦冬，犀角，石菖蒲。

又，脉左弦，右软，舌干苔白。小溲淋沥，吸气喘促，烦汗。肾阴不承，心神热灼蒙闭。议以三才汤滋水制热。

三才加茯神、黄柏、金箔。晚进周少川清心牛黄丸一服。

又，昨黄昏后，诊脉，较诸早上，左手数疾顿减，惟迟中垂而仍动。呓语不已，若有妄见。因思肾热乘心，膻中微闭，神明为蒙，自属昏乱。随进周少川牛黄丸一服，俾弥漫无质之热暂可泄降，服后颇安。辰刻诊脉濡小，形质大衰，舌边色淡，下利稀水，夫救阴是要旨。读仲景少阴下利篇，上下交征，关闸欲撤，必以堵塞阳明为治。以阳明司阖，有开无阖，下焦之阴仍从走泄矣。议用桃花汤。

人参、赤石脂、炮姜、白粳米。

又，晚服照方加茯苓。

又，脉左沉数，右小数。暮热微汗，时烦，辰刻神清，虚邪仍留阴分。议用清补。

人参，茯苓，川石斛，炙甘草，黑稆豆皮，糯稻根须。

又，金匮麦门冬汤。"

【按】 此案为典型的"肠伤寒"，初诊即见阴脱阳亡危象。阴竭伏热在里，阳脱自利于下。对此刘河间有"浊药轻投"之法，所立地黄饮子治疗"舌强不能言，足废不能用"之瘖痱正是为阴阳俱亡而设。叶天士对这张方子极为推崇，此处用之本意为"淡以通阳，同时顾护下焦根蒂"。然从后面的病情变化及处方变动来看，此方似乎用错了。二诊、三诊病情持续加重，叶氏转以清解，后用牛黄清心丸是遽彻清解药之补救方。四诊时热势大减，出现"脉濡小，形质大衰，舌边色淡，下利稀水"等寒象。因首诊时已经提及"阳根未固"，可见此证并非刚刚出现，只不过此刻阴火渐消，相对来说"阳衰"上升成了较为主要的矛盾。但阴分伏热日久，恐"炉火虽熄，灰中有火"，温补仍非首选。然"不补"不代表置之不理，只是此刻无论是"救阴"还是"救阳"都不是最主要的矛盾。下利始终未止，且有暴脱之势，须固脱为先。桃花汤用于防脱，人参也用于防脱，从第三诊时叶氏用三才汤就已经有所顾虑了。

治病的过程也是了解疾病的过程。从病情的整体发展来看，前三诊始终着眼于救阴，并在救阴之余防脱。到第四诊，阴分伏热清得差不多了，开始用固涩之法。但又恐涩闭日久，再伤阴液，故加茯苓淡渗通阳。之后再次出现阴分伏热已与开始时不一样了，前者是病邪，此处是药邪，故未用“清解”，改用“清补”。最后案中用方无一味温补，但从四诊后，叶氏也始终在救阳。“热病救阴最易，通阳最难。通阳不在温，而在利小便”，此案中用到的茯苓、半夏均为通阳之品，可见“通阳”之说还是顾及到了温病“阴伤”的根本。可见在温病救阴的体系中，救阴与救阳是并列的。李东垣嫌淡渗之品有伤阳气，是基于气虚的根本；而此处淡渗通阳，是基于温病阴伤的根本，两者不可混淆。

由此，笔者想到了另外一张处方，六味地黄丸。

六味地黄丸原方出自《小儿药证直诀》，本是用来治疗小儿病的。方由张仲景桂附八味丸去肉桂、附子组成。小儿为稚阴稚阳之体，因阳气可推动机体生长发育，故相对来说，小孩阳常有余而阴常不足。

曾见一小儿，女，3 岁，高热 3 天。热甚时神昏，抽搐，每于夜间 10 点至 12 点时发作，日 1～2 次。前医屡以熄风化痰、清热解毒之品进之，病反加剧，精神转差，面色萎黄，纳呆。思小孩阴常不足，风药更助其阳，苦寒清热重伤其阴，故专以补益肝肾为治。方选六味地黄丸加减治之。

【处方】 熟地 6g，山药 4g，山萸肉 4g，泽泻 2g，茯苓 2g，丹皮 2g，蝉蜕 1g，僵蚕 1g。药后，当天夜间患儿神昏、抽搐未见发作。嘱家长连续喂服 5 天，均在晚上服用。5 剂病愈。

临床中，还有一种疾病对于“阴中有火”一语体现得更为明显，即痤疮。现在很多人面部都会生痤疮，尤其见于中青年人。常因饮食不节、起居不常、工作压力大等因素引起。病情常常反复，此消彼长。此为精血暗亏或血中有热，“痤疮”中医称为“粉刺”，《医宗金鉴·外科心法要诀·肺风粉刺》中云：“此证由肺经血热而成，每发于面鼻，起碎疙瘩，形如黍屑，色赤肿痛，破出白粉汁，日久皆成白屑，形如黍米白屑，宜内服枇杷清肺饮，外敷颠倒散。”枇杷清肺饮由大队清肺泻热解毒之品组成，对于痤疮初期疗效很好，但对反复发作者疗效欠佳。

高建忠老师治疗痤疮的患者，对于病之初起者，常以疏风解表法治疗，方用四物汤加荆芥、防风；对于反复发作者，常以活血化瘀法治疗，方选桂枝茯苓丸加减；对于久治不效者，会转以益气养阴法治疗，常用甘草泻心汤，重用甘草，也会用到六味地黄丸。疗效很好。

关于奇经八脉

奇经八脉理论最早见于《黄帝内经》，散在分布于《素问》《灵枢》各篇中，缺乏系统的论述；《难经》专设三篇，从特点、走行、主病方面对其进行了系统的阐述，为后学者提供了良好借鉴。总的来说，奇经八脉理论大致有以下几点。

一、奇经八脉不拘于十二经

第二十七难说："圣人图设沟渠，通利水道，以备不然。天雨降下，沟渠溢满，当此之时，雾霈妄行，圣人不能复图也。此络脉满溢，诸经不能复拘也。"

（此论将沟渠比作十二经、十五络，将大水比作病邪，水满溢沟渠不能约束好比病邪复杂经络不能调补，须求之奇经八脉。）

二、奇经八脉生理特点为"实而满"

第二十八难说："阳维、阴维者，维络于身，溢蓄不能环流灌溉诸经者也……比之于圣人图设沟渠，沟渠满溢，流于深湖，故圣人不能拘通也。而人脉隆盛，入于八脉而不环周，故十二经亦不能拘之。"

（五脏的特点是满而不能实，六腑的特点是实而不能满，而奇经的特点为实而满。其中最主要的原因在于维脉总摄一身之阴阳。）

三、奇经八脉主病与循行部位有关

第二十九难说："阳维维于阳，阴维维于阴，阴阳不能自相维，则怅然失志，溶溶不能自收持。阳维为病苦寒热，阴维为病苦心痛。阴跷为病，阳缓而阴急；阳跷为病，阴缓而阳急。冲之为病，逆气而里急。督之为病，脊强而厥。任之为病，其内苦结，男子为七疝，女子为瘕聚。带之为病，腹满，腰溶溶若坐于水中。"

叶天士根据这些理论，创造性地将奇经八脉理论运用于妇科及内科杂病的治疗中，由此提出了"八脉隶属肝肾""久病必通任督""柔剂阳药通奇脉之滞""下元虚损，必累八脉""升固八脉之气"等观点，形成了叶氏处方的又一个特色。下面，我们通过《临证指南医案》中的几则案例来探讨叶天士的组方思想。

汪（妪），老年腰膝久痛，牵引少腹两足，不堪步履。奇经之脉，隶于肝肾为多。鹿角霜、当归、肉苁蓉、薄桂、小茴、柏子仁。（《腰腿足痛》）

（此案指出，奇经八脉多隶属于肝肾。故肝肾亏虚，八脉亦亏虚。）

吴，三九，下焦痿躄，先有遗泻湿疡，频进渗利，阴阳更伤。虽有参、芪、术养脾肺以益气，未能救下。即如畏冷阳微，几日饭后吐食，乃胃阳顿衰，应乎外卫失职。但下焦之病，多属精血受伤。两投柔剂温通之补，以肾脏恶燥。久病宜通任督，通摄皆施，亦与古贤四斤、金刚、健步诸法互参。至于胃药，必须另用……凡吐后一二日，暂停下焦血分药，即用扶阳理胃二日，俾中下两固……鹿茸、淡苁蓉、当归、杞子、补骨脂、巴戟天、牛膝、柏子仁、茯苓、川斛。吐后间服大半夏汤加淡干姜、姜汁。（《痿》）

（此案指出，久病当通任督。此案分两个阶段治疗：其一，吐后前两日，以扶阳理胃为主，案中未给出处方，但观下案，当为苓桂术姜汤，旋转阳气；其二，待胃阳得振后，再从通补任督入手。任脉者，阴脉之海也；督脉者，阳脉之海也。久病阴阳俱损，用药不可过于呆滞。）

万二七，诊脉数，左略大，右腰牵绊，足痿，五更盗汗即醒，有梦情欲即遗，自病半年，脊椎六七节骨形凸出。自述书斋坐卧受湿，若六淫致病，新邪自解。验色脉推病，是先天禀赋原怯，未经充旺，肝血肾精受戕，致奇经八脉中乏运用之力，乃筋骨间病，内应精血之损伤也。人参一钱、鹿茸二钱、杞子（炒黑）二钱、当归一钱、舶茴香（炒黑）一钱、紫衣胡桃肉两枚、生雄羊内肾二枚。(《虚劳》)

(此案肝肾亏虚致八脉受病，为柔剂阳药通奇脉之滞的用法。至于柔剂通药，辛温咸润是也。)

范二一，父母弱症早丧，禀质不克充旺，年二十岁未娶，见病已是损怯。此寒热遇劳而发，及《内经》阳维脉衰，不司维续，护卫包举。下部无力，有形精血不得充涵筋骨矣。且下元之损，必累八脉，此医药徒补无用。鹿茸、杞子、归身、巴戟、沙苑、茯苓、舶茴香，羊肉胶丸。(《虚劳》)

(此案一句“医药徒补无用”切中病机。徒补无用者，因补药呆滞，不得流通，故须补中有通，柔剂通阳之药是也。)

夏，六三，案牍神耗，过动天君，阳燧直升直降，水火不交，阴精变为腐浊。精浊与便浊异路，故宣利清解无功。数月久延，其病伤已在任督。凡八脉奇经，医每置之不论。考孙真人九法，专究其事，欲涵阴精不漏，意在升固八脉之气，录法参末。鹿茸、人参、生菟丝粉、补骨脂、韭子、舶茴香、覆盆子、茯苓、胡桃肉、柏子霜，蒸饼为丸。(《淋浊》)

(此法学于孙思邈。久病必通任督，升固八脉之气者，实为升督脉之阳，固任脉之阴，有通有摄。)

孙二四，肾气攻背，项强，溺频且多，督脉不摄，腰重头痛，难以转侧。先与通阳，总许学士法。川椒炒出汗三分、川桂枝一钱、川附子、茯苓一钱半、生白术一钱、生远志一钱。(《肩臂背痛》)

(此案与上述诸案不同。上述用药大多以柔剂阳药通滞，此案以桂、附等刚燥之药散结。所别者，虚实之异也。前案多因久病累及奇脉而致，此案因逆气上冲与正气相结而致，故一在于宣通补涩，一在于开聚散结。案后对于逆气上攻疼痛者，叶天士解释道：“凡冲气攻痛，从背而上者，系督脉主病，治在少阴。从腹而上者，治在厥阴，系冲任主病，或填补阳明，此治病之宗旨也”。)

某，阳不交阴，夜卧寐躁。小半夏汤。(《不寐》)

(一句阳不交阴，夜卧烦躁，无其他痰、瘀、虚、寒、热等表现，与小半夏汤交通阴阳，即《黄帝内经》半夏秫米汤。此为和法。)

顾，四四，须鬓已苍，面色光亮，操心烦劳，阳上升动，痰饮亦得上溢。《灵枢》云：阳气下交入阴，阳跷脉满，令人得寐。今气越外泄，阳不入阴，勉饮酒醴，欲其神昏假寐，非调病之法程。凡中年以后，男子下元先损。早上宜用八味丸，晚时用半夏秫米汤。(《不寐》)

(阳跷、阴跷司眼睑之开合。此证为阳气浮越不得入阴而致。阳气浮越者，阴精亏损是也。故治宜阴阳双补，补中兼合。)

另外，至于妇人经、带、胎、产等病，因冲任主胞宫，冲脉血海，任脉主一身之阴，故叶天士治妇科病多从任、冲二脉考虑。兼有病寒热者，责之于阳维；腰腹坠胀者，责之于带脉；阳气虚耗者，责之于督脉等。及至各经主药，叶天士也有论及：“冲脉为病，用紫石英以镇逆。任脉为病，用龟板以静摄。督脉为病，用鹿角以温煦。带脉为病，用当归以宣补。”

【总结】“奇经八脉”理论是叶天士对中医界的重大贡献之一。据统计，《临证指南医案》中有114案从奇经八脉论治，其中内科杂病89例，妇科病45例。其中，任脉、冲脉、带脉与妇科病有关；督脉与寒证有关，任、督脉与久病有关；阴、阳维脉，阴、阳跷脉与四肢病有关，多见于痿证。其中，阴、阳跷脉又司眼睑之开合，与睡眠有关；阳维脉苦寒热，有病位之表里，病性之深浅之分。疟病见寒热者，责之于阳维；下焦空虚见发热者，责之于阳维；妇人气血亏虚，经期发热者，责之于阳维，等等。至于用药特点，虚者多用血肉有情之品，实则用药多辛润宣通，因逆气而结者用辛香燥烈，因阴阳不交者用和解法。

久病入络

在内分泌科实习时，见糖尿病周围神经病的患者日常大多备有两种中成药：金匮肾气丸和大黄䗪虫丸。医者在开具中药处方时也常会在方中加蜂房、全蝎、蕲蛇、穿山甲、䗪虫等搜风通络之品，或鹿角、狗脊、海参等血肉有情之品。

曾见一患者，男性，58 岁，2015 年 11 月 13 日就诊。诊见四肢末端对称性麻木疼痛，远端肢体萎缩无力，下肢皮肤黝黑干裂。时有头晕，汗出多，白天夜间都多。腹胀，食后反酸，口中黏腻。夜尿频，尿不尽，大便干。舌暗，苔少，脉弦细，略数。辨证为气阴两虚、痰浊瘀阻，予右归丸加黄连、吴茱萸、佩兰、䗪虫、蜂房、麦冬治之。

病案没有结果。笔者在这里也只为说明一种处方理念，方中诸药配伍继承了叶天士“久病入络”的学术思想。

“久病入络”是叶氏学说的一个重要内容。关于络脉的分布，《灵枢·脉度》言：“经脉为里，支而横者为络，络之别络为孙”；《灵枢·邪气脏腑病形》言：“十二经脉，三百六十五络，其血气皆上于面而走空窍”；《素问·调经论》言：“人有精气津液，四肢九窍，五脏十六部，三百六十五节……夫十二经脉者，皆络三百六十五节”；《素问·气穴论》言：“余闻气穴三百六十五，以应一岁……凡三百六十五穴，针之所由行也……孙络三百六十五穴会，亦以应一岁……谿谷三百六十五穴会，亦应一岁”；喻嘉言在《医门法律·络脉论》也说：“十二经生十二络，十二络生一百八十系络，系络生一百八十缠络，缠络生三万四千孙络。自内而生出者，愈多则愈细小”。可见，络脉相互之间纵横交错，遍布于周身，似网络结构，如环无端，很像我们今日常说的“神经”“毛细血管”。因其部位较深，故久病可得；因其分支细小，故病难速愈。

下面，我们通过叶天士《临证指南医案》中的几则案例来解读其“久病入络”学术思想。

陈，久痛必入络，气血不行，发黄，非疸也。旋覆花、新绛、青葱、炒桃仁、当归尾。

庞，四八，络虚则痛，有年色脉衰夺，原非香蔻劫散可效。医不明治络之法，则愈治愈穷矣。炒桃仁、青葱管、桂枝、生鹿角、归尾。此旋覆花汤之变制也，去覆花之咸降，加鹿角之上升，方中惟有葱管通下，余俱辛散横行，则络中无处不到也。

汪，妪，脉小涩，久因悒郁，脘痛引及背胁，病入血络，经年延绵。更兼茹素数载，阳明虚馁，肩臂不举。仓卒难以奏效，是缓调为宜。议通血络润补，勿投燥热劫液。归须、柏子仁、桂枝木、桃仁、生鹿角、片姜黄。

张，初受寒湿，久则化热，深入阴分，必暮夜痛甚。医用和血驱风，焉能直入阴分？议东垣滋肾丸，搜其深藏伏邪。肉桂八钱、黄柏四两、知母四两，俱盐水炒，水化丸。

(上四案均记载在《诸痛》门中，方中的药物配伍体现了两个方面：第一，行气与养血、温阳与滋阴药并用，这种配伍方法叶氏称之为“辛润宣通”法。如旋覆花、青葱配伍当归、桃仁；桂枝木、鹿角配伍归须、柏子仁；黄柏配伍肉桂。第二，对于久痛络虚、络瘀的患者，当“图之以缓”，一方面于方中少加补益剂；另一方面可用丸药。对此叶天士在该书《痹》篇中也有论述：“数十年之久，岂区区汤药可效，凡新邪宜急药，宿邪宜缓攻”。至于治痛用“辛润宣通”一法，其弟子华玉堂在案后注解中也有说明：“诸痛之症，大凡因于寒者，十之七八，因于热者，不过十之一二而已……至于气血虚实之治，古人总以一通字立法，已属尽善。此通字，勿误认为攻下解利讲解，所谓通其气血则不痛是也……惟用辛润宣通，不用酸寒敛涩以留邪，此已切中病情。然其独得之奇，尤在乎治络一法。”叶天士认为，古方治痛以寒温补泻论治，有留邪之弊。痛属寒证居多，故多用辛以宣通；兼见热证者，于方中加入凉润之品，如黄柏、麦冬、知母、蒺藜、枸杞、菊花等。)

计五三，瘀血必结在络，络反肠胃而后乃下，此一定之理。平昔劳形奔驰，寒暄饥饱致伤。苟能安逸身心，瘀不复聚，不然，年余再瘀，不治。旋覆花、新绛、青葱、桃仁、当归须、柏子仁。(《便血》)

(此案亦为“辛润宣通”法。便血因饮食劳倦、起居、寒温不适所致，病久阴络损伤。《黄帝内经》有“阴络损伤”“结阴”之论。叶天士解释为：“阴络即脏腑隶下之络，结阴是阴不随阳之征。”故治宜辛以宣通，使阴随阳升；润以防阴血耗散太过。)

鲍四四，风湿客邪，留于经络，上下四肢流走而痛。邪行触犯，不拘一处，古称周痹。且数十年之久，岂区区汤散可效？凡新邪宜散，宿邪宜缓攻。蜣螂虫、全蝎、地龙、穿山甲、蜂房、川乌、麝香、乳香。上药末制，以无灰酒煮黑大豆汁泛丸。(《痹》)

(此案说明了两个问题：其一，久病“图之以缓”，治宜丸药；其二，病久不愈，深入经遂络脉，须以搜风化痰之品通络。至于虫类药，因其“灵动迅速”，可“追拔沉混气血之邪”，且“飞者升，走者降”“血无凝著”“气可宣通”，故见效快。对于瘀血阻络，久治不效，素体壮实者可用。)

秦，久有胃痛，更加劳力，致络中血瘀，经气逆，其患总在络脉中痹窒耳。医药或攻里，或攻表，置病不理，宜乎无效。形瘦清减，用缓逐其瘀一法。蜣螂虫（炙）一两、䗪虫（炙）二两、五灵脂（炒）一两、桃仁二两、川桂枝尖（生）五钱、蜀漆（炒黑）三钱。用老韭根白捣汁泛丸，每服两钱，滚水下。(《胃脘痛》)

(此案亦为“搜风通络”法，用之以丸，缓缓图之。)

沈，从来痹症，每以风寒湿三气杂感主治。召恙之不同，由于暑暍外加之湿热，水谷内蕴之湿热。外来之邪，着于经络，内受之邪，着于腑络。故辛解汗出，热痛不减，余以急清阳明而致小愈。病中复反者，口鼻复吸暑热故也。是病后宜薄味，使阳明气爽，斯清阳流行不息，肢节脉络舒痛，而痹痿之根尽拔。至若温补而图速效，又非壮盛所宜。人参、茯苓、半夏、广皮、生于术、枳实、川连、泽泻，竹沥、姜汁为丸。（《痹》）

（此案论述湿热入络的治法，需以“薄味”清阳明为先，不可误投补剂。）

陈，夏季阳气暴升，烦劳扰动，致内风上阻清窍，口㖞舌强，呵欠，机窍痹阻不灵，脉数。忌投温散，乃司气所致，非表邪为病。犀角、羚羊角、郁金、菖蒲、胆星、钩藤、连翘、橘红、竹沥、姜汁。又，清络得效，风火无疑，忌投刚燥。犀角、羚羊、郁金、菖蒲、连翘、生地、玄参、广皮、竹沥、姜汁。又，脉数面赤，肝风尚动，宜和阳熄风。鲜生地、玄参、羚羊角、连翘、菖蒲根、鲜银花、麦冬。（《中风》）

（此案为“清宣通络”法。风火之证非外感而是内伤，责之于肝、胃阳气上升，故治以清肝、熄风、泻胃火。）

汪，惊恐，阳升风动，宿痫遂发。吐痰，呕逆，不言，脉络失利也。羚羊角、石菖蒲、胆星、远志、连翘、钩藤、天麻、橘红。（《癫痫》）

（此案亦为“清宣通络”治法。）

谭三五，心痛引背，口涌清涎，肢冷，气塞脘中。此为脾厥心痛，病在络脉，例用辛香。脾寒厥。高良姜、片姜黄、生茅术、公丁香柄、草果仁、厚朴。（《心痛》）

（此案为“辛香开通”法。所列药物只是示例，叶氏想告诉后学者，凡厥寒疼痛者，须用辛香性燥之品流通气机。）

潘氏，脉弦涩，经事不至，寒热，胃痛拒格，呕恶不纳。此因久病胃痛，瘀血积于胃络。议辛通瘀滞法。川楝子、延胡、桂枝木、五灵脂、蒲黄、香附。（《胃脘痛》）

（此案亦为“辛香通络”法。因瘀阻格拒，故食不得入。此病需与寒热格拒相鉴别。寒热格拒者，上有拒食不纳，下应有泄泻、便秘表现。此但见一症，且脉涩属瘀，经血不至也属瘀。故治以辛香流通。）

朱，脉细色夺，肝肾虚，腰痛，是络病治法。生羊内肾、当归、枸杞子、小茴、紫衣胡桃、茯神。

汪二三，脉涩，腰髀环跳悉痛，烦劳即发。下焦空虚，脉络不宣，所谓络虚则痛是也。归身、桂枝木、生杜仲、木防己、沙苑、牛膝、萆薢、小茴香。

（上两案载于《腰腿足痛》篇，均为“补益通络”治法。两案皆阴阳双补，有阴阳互根互用之意。最妙在朱案中用到血肉有情之品补奇经虚损以温下焦不足，这是叶氏的一个发明，后文所述。）

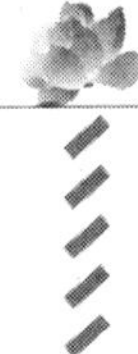

涂六二，痛起肩胛，渐入环跳髀膝，是为络虚。黄芪五钱、于术三钱、当归三钱、茯苓二钱、防己八分、防风根五分、羌活五分。又，照前方去防风、羌活，加杞子、沙苑。（《肩痛痹》）

（此案亦为“补虚通络”法。病起自上，多责之于风；病起自下，多责于湿；故此案用羌活、防风，上案用木防己、萆薢。病久外证入里，经病入络，故去风药加阴分之品以补虚。）

曹十四，春病及长夏，痫厥屡发。前用龙荟丸意，苦泄肝胆，初服即泻，此久病阴分已虚。以理阴和阳，入酸以约束之。生鸡子黄、阿胶、川连、黄柏、生白芍、米醋。

（此案为“理阴和阳”法。补益之功不在于“补”，而在阴阳协调。就阳虚而言，有补阳、温阳、通阳之别；就阴虚而言，也有补阴、滋阴、理阴之别。须区别之。）

【总结】凡遇病久不愈、久病难治、大实大痛、病邪胶着等情况，叶天士多从络脉论治，每每起效。虽言久病入络者多属虚证，但亦有虚实多少、轻重缓急之分，故治疗上也有补虚、泻实、和解诸法。对于补法，有补阴、补阳不同、也有补虚、理虚之异；对于泻法，亦有寒热温凉、气血痰湿瘀之差别。一般而言，寒盛、热盛者，予辛香开通法，如桂枝、高良姜、片姜黄、川楝、陈皮、茅术之类；兼见阴液不足者，予辛润宣通法，如旋覆花、杏仁、柏子仁、桃仁、知母、黄柏、当归、葱管之类；热盛伤津，动风、血不循经者，予清宣通络法，如羚羊角、石菖蒲、胆星、远志、连翘、钩藤、丹皮之属；夹见痰湿者，以流通阳明之气为先；病久延误，病邪深入者，须虫类药搜风通络，切记缓缓图之，以丸药为佳。

笔者曾治一久泻久胀的患者，起初多从脾胃论治，数投平胃散、半夏泻心汤、六君子汤、补中益气汤、参苓白术散不效，后转以膈下逐瘀汤加减治疗，病竟痊愈。可见此论非虚！

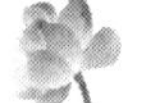

浅谈叶天士

一直以来想写一篇关于叶天士的评述，但始终无从写起。即便多次翻阅《临证指南医案》，但若无师自通，笔者还远远不能做到。叶天士的精华在于他可“因常达变”，而叶天士的“达变”在于他“博采众方”。叶天士不仅是一个医者，更是一个文人。在很多野史的记载中，他还是一个侠客。正是这种多姿多样的生活，造就了他不拘一格的思维方式。

叶天士用药不拘一格，思想也不固守一家。虽创立了卫气营血辨证体系，但亦遵《黄帝内经》《伤寒杂病论》之旨。选药、剂量都从疾病本身考虑，且能发前人所未发，提出“久病入络”“奇经八脉论治”“填阴必兼治奇经”“理虚分经纬”“理阳气当推建中”“顾阴液须投复脉”“热病救阴犹易，通阳最难”“通阳不在温，而在利小便”“救阴不在补血，而在养津与测汗”等观点。后人多拾其牙慧，终不能及之万一。后世多认为叶氏处方轻巧灵动，因轻巧之方理简易学，拿来可用。实则连“轻巧”之“轻”意皆未明。竟妄言叶氏方治小病即可，治大病、重病需遵仲景。其实“轻”者，“轻可去实”之谓也，非“轻巧”之谓也。轻可去实，何以不可疗重病。何况叶氏处方并非尽皆“轻巧”。

很多中医大夫书桌前都有一本《临证指南医案》，没事的时候拿起来翻一翻，总会小有所得。但也止于小有所得。很少有人能将《临证指南医案》通篇读完，更别说对其中每一案都加以分析。实际上叶氏医案并不是一本中医入门教程，它几乎是中医思想精华的沉淀。读书有先后、学习有深浅，故而不识医者，不通医者，万不可以此入门。

其论则是，其方则乖

读医案，尤其是读近现代的中医医案，总有“其论则是，其方则乖”的感慨。每每读他们的学术思想，无不点头称是，然观其病案处方，总不尽如人意，深感与之学术境界差距太多。或资历尚浅，尚不能体会其中深意，故不加以评说，暂将此感略记于此，日后再论。

蒲辅周医案欣赏

读书需要心情，也需要阅历。

一本好书，没有心情去读，味同嚼蜡；同样，一本好书，没有知识沉淀作基础，看到的也只是一堆符号。

笔者最早开始读《蒲辅周医疗经验》是在大学三年级。当时在课堂上听授课老师说起蒲辅周其人，说他如何用药如神，如何“四两拨千斤”，很是钦佩，课后便找此书来读。只是当时学问太浅，无法体会蒲老的深意，只觉得此书深奥，无从读起。于是这种印象便相伴了好几年，此书也就一直被笔者束之高阁。近来偶然看见，随意翻之，竟被蒲老处方之精妙折服，也愈发懊悔近些年令此书蒙尘。故择其中几案记录于下，雅文共赏。

案例一：感冒案

庞某，男，60岁，1958年2月26日初诊。近来感冒，身微热，微恶寒，鼻塞，咳嗽，痰黏，剧烈头痛。脉浮，舌正苔薄白。属伤风，治宜辛散。

【处方】桂枝二钱，麻黄一钱半，杏仁三钱，甘草一钱，桔梗一钱半，前胡二钱，法半夏三钱，陈皮二钱，生姜三片，一剂。

（初见伤风，治以辛散，方选小剂量麻黄汤合二陈汤。易茯苓为前胡，因茯苓平、淡，偏于治脾，前胡辛、温，偏以治肺，病之初起，治肺开表为先。）

2月27日二诊。药后咳嗽减，仍发微热，头昏，有喷嚏，鼻塞。脉浮数，舌红苔白而略燥。属风化燥，治宜祛风清燥。

【处方】桑叶二钱，菊花二钱，薄荷一钱半，桔梗一钱半，杏仁一钱半，川贝一钱半，二剂。

（前诊脉浮，此见脉浮数，且舌苔白而略燥，有化燥之象，方选辛凉轻剂桑菊饮化裁。）

3月1日三诊。头晕，咳嗽，便溏。脉左浮弦，右浮缓，舌正苔白滑。属外感将尽，内饮复动，治宜温化痰饮。

【处方】桂枝二钱，茯苓三钱，法半夏三钱，淡干姜一钱，细辛五分，五味子五分，白术二钱，大枣二枚，甘草二钱，二剂。

3月6日四诊。咳嗽减，腹微满，便溏。脉两寸微，左关弦大，右关弦，两尺沉，舌正苔减。属脾胃不足，仍宜调和脾胃，以附子理中汤加味，并以丸剂缓治之。

【处方】党参三钱，白术三钱，淡干姜三钱，炙甘草二钱，制附子三钱，茯苓三钱，桂枝二钱，法夏三钱，化橘红一钱半，三剂。水煎服。

（患者素有阳虚饮停的根本。本案始治于肺，后以治脾收功，先表后里，先急后缓，体现了治病次序。）

人参五钱，干姜三钱，炙甘草五钱，制附子一两，白术五钱，肉豆蔻五钱，诃子五钱，五味子五钱，破故纸一两，化橘红五钱，山药一两，芡实一两，茯苓一两，砂仁五钱。

共研细末，炼蜜为丸，如桐子大，每服三钱，白开水送服。

（老年病、慢病治之以缓，故选用丸药。此方脾肾双补，辛温与收敛并用，虑及老年患者肾虚精不固的特点。）

近因外出，要求携带感冒方。由于四时季节不同，感冒用药也异。处方如下。

春时感冒咳嗽方

苏叶二钱，杏仁二钱，法夏二钱，茯苓三钱，陈皮一钱，前胡二钱，炙甘草一钱，桔梗一钱半，化橘红二钱，生姜三片。

夏日感冒咳嗽方

茯苓三钱，法夏二钱，化橘红一钱半，苏子一钱半，炙紫菀二钱，寸冬二钱，前胡二钱，桔梗一钱半，知母一钱，甘草一钱，生姜三片。

秋日感冒咳嗽方

沙参三钱，天冬三钱，茯苓三钱，化橘红二钱，前胡三钱，川贝二钱，苏叶二钱，紫菀二钱，冬花二钱，桔梗一钱半，半夏曲二钱，炙杷叶三钱，生姜三片。

冬日感冒咳嗽方

炙麻黄一钱，细辛一钱，桂枝一钱半，干姜八分，五味子二十粒，法半夏二钱，苏子二钱，紫菀二钱，大枣四枚，炙甘草一钱。

久年远咳方

用老生姜二两，蜂蜜三两，新汲水四两，慢火煎四十分钟去姜留蜜，再加饴糖四两，微火煎一沸，化橘红三钱、半夏曲三钱、白茯苓五钱，三味研末入蜜饴中，搅匀，装瓷瓶中，每日早晚服三钱，白开水冲服，四季都可服。

（患者有阳虚的根本，阳虚卫外不固，易受外邪侵袭。四时感冒方根据四季特点因时加减：春以治风，夏以治痰，秋以治燥，冬以治寒。最后久年远咳方以阳虚湿盛为根本施治，体现了标本兼治的原则。）

【按】四季感冒咳嗽方，是根据患者阳虚体质，春日用杏苏散出入，夏日用二陈汤加味，秋日用参苏饮加减，冬日用小青龙汤化裁。久年远咳方也是针对患者阳虚脾湿而痰盛者用之。

上方既为备用而立，故录之以资阳虚易感病人的借鉴。同时，本例在一次感冒治疗的全过程中，体现了随证施治的特点。初因伤风，即用辛散之剂；二诊有化燥的现象，则改用辛凉轻剂；三诊见内饮复动，又立即温化寒痰；终则从本体阳虚，用附子理中温脾胃以善后。充分体现了蒲老临床治疗的原则性与灵活性。

病例二：小孩腹泻案

孙某，男，一岁半，1961年6月18日初诊。腹泻月余，大便呈水样，有时带黏液，镜检有脓细胞，腹不胀。舌正无苔，脉沉细。属久利脾弱，治宜调和脾胃。

【处方】炒白术一钱，茯苓一钱，泽泻一钱，粉葛根一钱，升麻八分，白芍一钱，陈皮一钱，扁豆皮二钱，炙甘草五分，黄连三分，干姜一分。

（此方肝脾同治，寒热并用。脾弱肝必乘之，故用白芍；久泻清阳下陷，故用升麻、葛根；夏暑之令，用扁豆皮清暑。本方主体为四君子汤，不用人参用干姜、黄连，二者平调寒热。干姜可守中，黄连可厚肠。）

复诊：水泻次数已减，大便呈咖啡色，时有黄色米粒状不消化食物。脉舌无变化。前方加炒建曲一钱、炒麦芽一钱。

三诊：大便日两次，有黏液，脉沉滑，舌正苔薄白。治以健脾利湿。

【处方】 苍术（炒）一钱，川厚朴一钱，山茵陈一钱半，薏苡仁三钱，藿香梗一钱半，麦芽（炒）二钱，建曲（炒）一钱半，扁豆衣二钱，薤白一钱半，白通草五分。

连服两剂后，以饮食调理而愈。

【按】 小儿为稚阳之体，脏腑娇嫩，形气未充，脾胃薄弱，加以幼儿寒暖不能自调，乳食不知自节，无论外感邪气或内伤乳食均易引起泄泻，故为小儿常见疾病。此例久利脾弱，先宜调和脾胃，继则健脾利湿，使湿去脾得健运而愈。

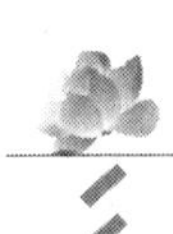

病案三：乙型脑炎案

陈某，女，4岁，1964年8月15日会诊。发热八天，住院五天，诊为乙脑。头痛剧烈，烦躁，昏睡，汗出时体温即降，小便少，大便干。舌淡苔白黄腻，脉浮滑数。由风暑湿合并，治宜祛风利湿，调和三焦。

【处方】 鲜藿香二钱，杏仁二钱，苡仁四钱，白蔻一钱，厚朴二钱，法半夏二钱，白蒺藜三钱，菊花二钱，僵蚕二钱，豆豉三钱，葱白（后下）三寸，六一散（布包煎）五钱，竹叶一钱半。

8月17日复诊。周身有微汗，体温已正常，头痛已除，大便尚偏干。原方去豆豉、葱白，加神曲一钱半、槟榔一钱半，继续调治而愈。

【按】 患儿发烧已八天，汗出未彻，无汗时体温即升高，故用三仁汤合葱豉汤，宣通郁闭，调和三焦。头痛剧烈为暑风偏盛，故加白蒺藜、僵蚕、菊花。药后周身微汗出，体温正常，头痛亦除，调治而愈。

又，贾某，女，4岁，1964年8月15日会诊。高热5天，体温都在40℃以上，一直无汗，昏睡谵语。前日起伴有抽搐，眼珠左斜视，每日呕吐三至四次，大便不畅，小便少，脊髓穿刺：脑脊液外观透明，蛋白（－），葡萄糖（＋），红细胞116g/L，白细胞50×10^9/L，其中淋巴细胞45%、中性粒细胞1×10^9/L、单核细胞4×10^9/L。血化验：白细胞总数19500/mm^3，分类中性粒细胞78%，淋巴细胞22%。脉沉弦细数，舌正红，苔黄白厚腻。属风暑湿内闭，治宜宣透三焦。

【处方】鲜菖蒲一钱半，郁金一钱半，鲜藿香二钱，香薷一钱半，扁豆花二钱，杏仁二钱，银花二钱，黄连八分，僵蚕二钱，钩藤二钱，六一散（布包煎）五钱，竹叶一钱，通草一钱。二剂，紫雪丹一钱（分五次服）。

8月17日二诊。神昏，腹满，呕吐黄水，咽喉间痰多，烧热未退。脉微弦滑数，舌淡红，中心苔黄腻。治宜开闭，宣通郁热。

【处方】黄连一钱，法半夏二钱，黄芩一钱，炒枳实一钱，九菖蒲一钱半，竹茹二钱，茵陈二钱，通草一钱，杏仁二钱，厚朴二钱，生姜一钱半。二剂。

8月19日三诊。服药后周身汗出，烧热渐退，体温36.2℃，已能吞咽，痰尚多。腹已不满，大便量多，小便通畅。脉滑微数，舌淡，黄腻苔退。治宜调和三焦，益气养胃。

【处方】茯苓二钱，法半夏二钱，橘红一钱，炙甘草一钱，扁豆衣二钱，生稻芽二钱，宣木瓜一钱，薏仁四钱，九菖蒲一钱，茵陈一钱半，生姜二片。二剂。

后以此方加减，调理而愈。

【按】患儿高热五天，一直无汗，为风暑湿内闭。神昏谵语、抽搐，为邪闭内陷心包，热极生风。故用黄连香薷饮加减宣闭，合紫雪丹清热熄风。腹满、呕吐，仍宜宣通郁热，用苦辛淡渗法。药后周身汗出，腹已不满，三焦调和，烧热逐退，调理康复。

综观以上二例，各有特点。陈例汗出时热解，汗止则热升，而贾例则高热无汗；陈例烦躁昏睡，不抽风，而贾例昏迷抽风，并有谵语。陈之脉浮弦数，贾例弦细数；陈用祛风利湿即解，贾不但内闭，且热入心包，故于宣透之中加紫雪丹以开之。由此可见，辨证论治的严谨之处。

（以上两案的根本区别在于有汗无汗。汗出者，邪气尚有可出之机，故病情较轻，治在上焦，在气分；不汗出，热邪内陷，甚而动风，病情较重，治在中、上二焦，在营血分。）

病例四：急性胃肠炎案

林某，男，57 岁，1963 年 2 月 23 日初诊。一月来胃脘胀，吞酸嗳气，不欲食，大便稀，日十余次。曾诊为急性胃肠炎。脉寸沉细，关沉滑，尺沉迟。舌正苔白腻，边缘不齐。属胃滞，由饮食不节所致，治宜和胃消滞。

【处方】苍、白术各一钱，厚朴二钱，陈皮二钱，炙甘草一钱，砂仁一钱半，木香五分，茯苓三钱，炒枳壳一钱，焦楂二钱，炒麦芽三钱，生姜二片。二剂，一剂二煎，共取 200ml，兑红糖，分二次温服。

2 月 25 日二诊。服药后胃舒适，排气不多，大便正常。脉又沉缓，左沉细；舌正，苔白腻减，边缘不齐。滞气消除，胃气渐复，治宜建中气，强脾胃，以滋巩固。

【处方】党参二钱，茯苓二钱，白术一钱半，法半夏二钱，陈皮一钱，砂仁一钱，木香五分，山药二钱，炒麦芽二钱，炒枳实一钱，胡桃（去壳留衣）二枚，大枣二枚，生姜三片。五剂，煎服法同前。

【按】“饮食自倍，脾胃乃伤”。先宜香砂平胃加味消滞，后用香砂六君加减健脾和中。

（本案辨证的关键在于脉象，初诊时关脉沉滑，关主脾胃，滑主积滞，故首方以运脾消滞为先；二诊关脉不滑，推断积滞已去，故专以健脾和中。）

病例五：冷积停食案

吴某，男，54 岁，1961 年 5 月 23 日初诊。胃病已二年，近食生冷，胃脘堵胀，嗳气，食纳尚可，喜热饮，大便干燥，矢气多。脉沉弦，苔黄，尖起芒刺。属冷积停食，病程已久，不宜汤药荡涤，宜丸剂治之，治宜温化消导。

【处方】干姜二钱，大黄二钱，槟榔三钱，厚朴三钱，枳实三钱，白蔻仁二钱，半夏一钱，阿魏二钱。共为细末，红糖为丸，每丸重一钱，每晚服一丸。

6 月 28 日二诊。服药后，初胃脘隐痛，继服则舒适，胃脘堵胀随减，消化好转，矢气亦减，大便正常，体重亦增加，睡眠转佳，尚易疲劳。脉弦滑，舌正无苔。病见好转，但余滞未净。再宜枳术丸。

【处方】炒枳实一两半，生白术两半。共研为细末，炼蜜为丸，每丸重二钱。每次一丸，日服二次，温开水送服。

【按】冷积停食，非温不通，非攻不破，故干姜、大黄同用，取三物备急丸之意；阿魏、槟榔同用，取阿魏槟香丸之意。后用枳术丸消补兼施，调理而愈。

（本方的关键在于干姜、大黄同用，《绛雪园古方选注》中有言说，“妙在生大黄与生干姜同捣，监制其直下之性，则功专内通于心，外启胃之神明，协助心神归舍，却有拨乱反正之功”。苔黄，尖起芒刺是里热炽盛之证，理当急下，但“病程已久，不宜汤药荡涤，宜丸剂治之”，体现了慢病缓治的原则。观方中诸药，辛、苦、寒以开泄，甘、温以护中，为辛温复苦寒法。）

病案六：中焦湿滞夹风

赵某，女，62 岁。1965 年 5 月 19 日初诊。前日受凉，昨日又因饮食不适，今日腹微痛，时欲大便。大便呈不消化食物，解大便后总觉未尽，肛门微感下坠，不吐，唇干，小便尚可。脉右寸沉关尺滑，左正常；舌正苔薄白微腻。属中焦湿滞兼风，治宜调和肠胃，除湿祛风。

【处方】苍术一钱，川厚朴八分，陈皮一钱，炙甘草五分，藿香一钱，砂仁八分，木香五分，粉葛根一钱，防风八分，炒神曲一钱，生姜五分。

二剂，头煎以水 500ml，慢火煎取 100ml，二煎用水 300ml，煎取 80ml，两煎合并，分二次温服，4h 服一次。

（方选香砂平胃散加神曲开运中焦；病在春夏交际，外兼风邪，以藿香、防风解表；肛门有下坠感，以葛根升阳。）

5 月 21 日复诊。药后腹部舒适，前日大便四次，大便带褐色，昨日大

便转正常。前额、后颈、两腮部位不适，鼻微塞，口干甚。脉右缓有力，左沉细；舌正苔减退。拟治其本。

熟川附子三钱，白术八钱，桂枝三钱，化龙骨三钱，苡仁五钱。

共研为细末，分装胶囊，日二次，中午及晚饭后服，首次服三分，以后每次五分。服后若无不适反应，继续常服。功能为加强消化，消下肢浮肿。若有不适反应，再作调整。

蒲老说：此方是温化法，温而不燥，补而不滞，功能温阳利水，健脾除湿，温阳而不燥火，利水而不伤阴。

（此处用龙骨在于收敛正气，《本草经百种录》言：龙骨最粘涩，能收敛正气……且敛正气而不敛邪气，所以仲景于伤寒之邪气未尽者亦用之。蒲老说此方“利水而不伤阴”即在于此用。）

5月24日三诊。前天头疼用鸡蛋（熟鸡蛋去壳）滚头稍好，昨天汗出后更舒适。今日头又痛，痛在前颈及前额。低头擤鼻涕时耳后根痛。脉右弦迟，左正常；舌正无苔。由卫外疏松，风邪所致，治宜固卫祛风。

【处方】生黄芪二钱，防风一钱，白术一钱，川芎七分，羌活七分，蔓荆子一钱，天麻一钱半，藁本七分，桑枝三钱，小黑豆（炒）二钱。二剂，煎法同前。

5月26日四诊。药后食、眠、便都正常，唯前额及头顶尚感胀痛，发紧，用鸡蛋滚头后，两太阳穴及眼眶部位舒适。时有肠鸣，矢气后则觉爽快。气口脉浮弦，余脉正常；舌正红，微有薄黄苔。由风邪未净而化燥，治宜祛风清燥。原方去黄芪、白术、桑枝，加黄芩（酒炒）五分、柴胡五分、僵蚕一钱半、龙井茶五分。一剂。

5月27日五诊。今日头痛不固定，流脓鼻涕已经数日，口唇微干，下腹鸣，弦脉已去，渐趋缓和。伏火大势已减，但余焰未清，风湿互结，故舌苔未尽。宜续清余焰，熄风化湿为治。

【处方】苍耳子二钱，辛夷二钱，菊花一钱半，白蒺藜二钱，天麻二钱，蔓荆子一钱半，白芷八分，川芎八分，广皮八分，神曲（炒）八分，龙井茶五分。二剂，头煎以水500ml，慢火煎取100ml，二煎用水300ml，煎取

80ml，两煎合并，分二次温服，饭后1h服。

（此案没有结局，是否治愈并不清楚。从三诊以后的病情变化来看，不排除误治之嫌。五诊中提及“流脓涕已经数日”，结合头痛，痛在前颈及前额，低头擤鼻涕时耳后根痛等症状，推知病在阳明、少阳二经；患者出现头痛是在服胶囊散剂后的第二天，不排除药性温燥动风的可能。右脉弦迟说明内有寒，但两日后苔薄黄说明有化燥趋势，当先清伏火，继则顾护正虚。故笔者认为，首方若以龙胆泻肝汤合苍耳子散化裁，或收效更好。）

【按】脾主运化，喜燥而恶湿。本例因饮食不节，湿滞于肠胃，以致中焦湿阻，兼有风邪为病，治宜调理脾胃，除湿祛风，药后大便正常，以散剂缓调，温阳而不燥火，利水而不伤阴。因表阳虚夹有外感，继宜固卫祛风，终宜祛风清燥除湿，诸症悉平。（对于最后一句注解，笔者窃不认同。）

病案七：风湿病

陆某，男，53岁，1960年5月12日初诊。形胖，患风湿病已多年，腰背疼痛。十多天来右上肢麻木，时有出冷汗，平时吐痰多，大便溏，失眠已久。脉阳浮阴弱，两关弦滑；舌根苔白腻。外风侵袭，与内湿搏结，营卫被阻，治宜调和营卫，祛风利湿。

【处方】生黄芪三钱，桂枝二钱，赤芍二钱，炙甘草一钱，明天麻二钱，防风二钱，白术二钱半，羌活一钱，秦艽一钱，桑枝五钱，生姜二钱，大枣四枚，陈皮一钱。两剂。

二诊：右上肢麻木已除，痰稍减，睡眠尚差，脉滑，舌苔灰黑而润。本体脾弱痰盛，卫阳不充，兼用脑太过，宜六君子汤合归芪建中汤，佐强心补肝之品。

【处方】红人参五钱，白术六钱，茯苓六钱，半夏五钱，化橘红三钱，炙甘草三钱，黄芪六钱，当归三钱，白芍三钱，桂枝三钱，明天麻五钱，川芎三钱，肉苁蓉一两，酸枣仁六钱，山药六钱，枸杞子六钱，红枣肉六钱，远志肉三钱。

共研为细末，炼蜜为丸，每丸重三钱，早晚饭前各服一丸，白开水送服。

（脉阳浮而阴弱为营卫不和，卫外不固。患者有阳虚的根本。叶天士说：“温阳须推建中，理阴须投复脉。”本案始终以黄芪建中汤化裁。）

【按】黄芪建中汤调营卫，健脾胃，合玉屏风散加减，固卫祛邪，上肢麻木即消失，转调慢性疾病。

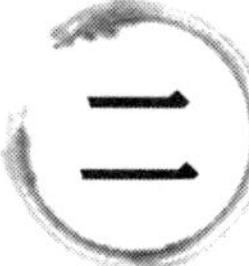

二 高建忠医案

GAOJIANZHONGYIAN

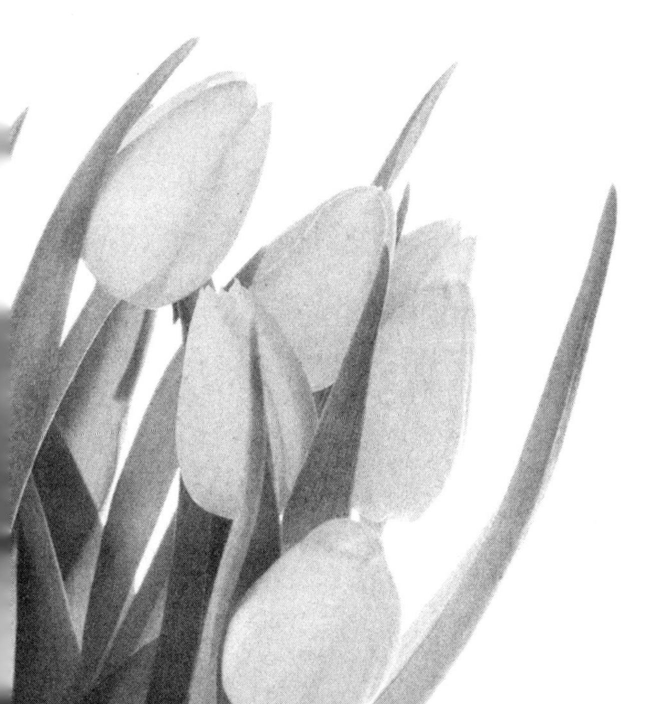

感冒治案（一）

杨某，男，26岁，2014年7月27日初诊。昨日开始发热，往来寒热，无口干、口苦，无头晕，无汗出。乏力，纳食欠佳，大便调。既往慢性支气管炎病史，每年咳嗽发作3~4次，每次持续2周左右。近几日再发咳嗽，伴咽痛、鼻塞、流浊涕，腰背酸困。舌质暗红，苔中剥、白腻，脉弦缓。辨证为风邪袭表、肺失宣降，以疏风解表为先。

【处方】柴胡12g，黄芩12g，荆芥9g，防风9g，银花15g，连翘15g，僵蚕12g，蝉蜕9g，炒莱菔子15g，鸡内金12g，桔梗12g，牛蒡子12g，生甘草3g。1剂，水煎服。

2014年7月28日二诊。服药后热退，咽痛减轻，仍有咳嗽。继以行气宣肺止咳。

【处方】生麻黄3g，炒杏仁12g，僵蚕12g，蝉蜕9g，桔梗9g，浙贝母12g。全瓜蒌15g，射干15g，牛蒡子12g，炒莱菔子15g，炒苏子15g，生甘草3g。5剂，水煎服。

药后病愈。

【按】此案见症有两个方面，病在卫分皮毛和病在气分肺系。病在卫分症见发热、往来寒热、腰背酸困；病在气分症见咽痛、咳嗽、鼻塞。表里同病，治宜先解表，再治里。蒲辅周教授曾说，对于感冒初起风、寒、湿、热等症状均不甚明显时，可将各解表方剂中的君药重新组合，不失为一张很好的治疗四时感冒处方。方中柴胡、黄芩、荆芥、防风、金银花、连翘正是这样的组合。

本方实际为小柴胡汤、银翘散、荆防败毒散、升降散的合方。因症见往来寒热、不欲饮食，故以小柴胡汤为主方。小柴胡汤原方用人参、甘草、大枣是为“脾虚”而设，此案中患者舌苔白腻、脉象弦滑，故用炒莱菔子、全瓜蒌、鸡内金为“邪实”而设。

二诊时卫分皮毛的症状消失，用方主要针对肺气不宣。因咳嗽、咽痛乃宿疾，每年均有发作，虽有肺热见症，但久病伤阳，也需顾护阳气。选方为麻杏石甘汤，因表证已解，热象不显，故去苦寒清热之石膏，用射干、牛蒡子等辛凉之品，防其寒凉遏表。方中炒莱菔子、炒苏子为三子养亲汤去白芥子，为温肺、宣肺而设。方中僵蚕、蝉蜕、桔梗、牛蒡子是升降散的变方，意在调节气机升降出入。

感冒治案（二）

杨某，男，36岁，2013年3月12日就诊。发热5天，午后低热。汗出，鼻塞，流涕，咽痛，周身酸困，畏寒。无口干、口苦，纳可，大便不成形。舌淡红，舌苔白腻，左脉浮缓，右脉弦缓。辨证为风湿困表，入里化热，治以祛风胜湿，通窍泻浊，兼清里热。方选九味羌活汤化裁。

【处方】羌活9g，防风9g，白芍6g，苍术9g，滑石（包煎）18g，辛夷（包煎）12g，白芷12g，僵蚕9g，蝉蜕6g，桔梗12g，射干12g，生甘草3g。4剂，水煎服。

药后病愈。

【按】寒邪困表则身痛，湿邪困表则周身酸困，由舌苔、脉象也可推知为风湿困表。症见畏寒、汗出、脉浮缓，属太阳中风，本应以桂枝、白芍调和表里，然咽痛者不可发汗，故不用桂枝，单用白芍敛阴。

自汗案（一）

韩某，女，33 岁，2012 年 6 月 26 日就诊。患者体型偏胖，自汗出，汗多，每天早上醒后觉身体乏力、酸软，时有胃胀，小腹不舒。纳可，眠欠佳，夜梦多。舌质淡红，舌苔白腻，脉沉细。辨证为阳虚痰湿，治以温阳利水、祛湿化痰、开运中焦，方以五苓散合保和丸化裁。

【处方】猪苓 15g，茯苓 15g，泽泻 30g，苍术 15g，桂枝 6g，焦山楂 30g，生苡仁 30g，姜半夏 9g，炒莱菔子 15g，全瓜蒌 15g。7 剂，水煎服。

药后病愈。

自汗案（二）

任某，女，55 岁，2012 年 6 月 26 日初诊。汗多半月余，烘热汗出，身热，心烦，口干多饮，尿频，小便短少黄赤，尿不尽。纳欠佳，大便偏干。舌暗红，苔薄白腻，脉沉细弦。辨证为暑热汗出，中焦不运，阴火上炎，方以当归六黄汤合六一散加减。

【处方】生黄芪 30g，生牡蛎（先煎）30g，当归 12g，生地 15g，滑石

（包煎）18g，黄芩12g，黄连6g，黄柏9g，鸡内金15g，焦山楂15g，炒莱菔子15g，陈皮12g，茯苓15g，生甘草3g。7剂，水煎服。

药后病愈。

【按】 老师受李东垣学术思想影响，治病多注重顾护脾胃，虚者补益、实则健运，兼升清阳、泻阴火。

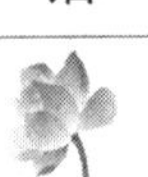

舌痛治案（一）

雷某，女，50岁。2014年3月16日就诊。舌痛3天，心烦时喜伸舌于口外数年。上楼时短气、胸闷，无胸痛，时有心悸。纳尚可，眠欠佳。舌质暗红，舌尖不红，舌体胖大，舌苔白偏腻，脉弦缓。辨证为痰浊中阻，胸阳不振。方以瓜蒌薤白桂枝汤合温胆汤加减。

【处方】 全瓜蒌15g，薤白12g，桂枝6g，黄连6g，竹叶3g，姜半夏9g，陈皮12g，茯苓15g，枳实9g，竹茹9g，生龙骨（先煎）30g，生牡蛎（先煎）30g，炙甘草3g。7剂，水煎服。

药后病愈。

【按】 舌为心之苗，心开窍于舌，心脏的病变均可以从舌象中反映出来。手厥阴心包经与手少阴心经均主神志，均可以反映心脏的病变。故治在手厥阴与手少阴而手厥阴心包经与手少阳三焦经互为表里、温胆汤治在三焦。方中黄连、竹叶为治标、清心火而设。

舌痛治案（二）

王某，女，60岁。2014年2月9日就诊。舌尖若烫伤、疼痛3月余，余无不适，纳可、便调、睡眠好。舌质淡，舌尖不红，舌苔白，脉细弦缓。

【处方】生白术12g，鸡内金15g，葛根24g，姜半夏12g，陈皮9g，茯苓15g，黄连12g，竹叶3g。5剂，水煎服。

2014 **年**2 **月**16 **日二诊**。用药无效。舌脉同前。

【处方】柴胡9g，当归12g，赤芍12g，生地12g，川芎9g，桃仁12g，红花9g，枳壳9g，桔梗9g，怀牛膝9g，姜半夏9g，陈皮9g，茯苓15g，竹茹9g，鸡内金15g，生甘草3g。7剂，水煎服。

药后病愈。

【按】朱丹溪说"百病多生于郁"，老师在临床工作中，对于一些怪病、疑难病多从郁证入手，收效显著。此案中，反推第一诊处方，是从心火和阴火两方面考虑，然用药无效。第二张处方由"郁"证入手。方选血府逐瘀汤治气郁和血郁，选温胆汤治气郁与痰郁，目的在于调理气血津液，不治舌痛而舌痛自止。

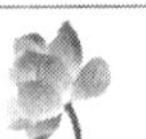

过敏性鼻炎治案

王某，男，12岁，2012年7月3日初诊。反复喷嚏、流涕3年，天气炎热时易发作，天凉减轻。现鼻塞、清涕又发5天，鼻痒、打喷嚏，纳眠可，二便调。舌质淡，舌苔薄白，脉细弦缓。阳虚之体，在外腠理不固，邪郁肌表，阳气不得出；在内津液不行，气虚水停，日久化热。治宜温阳通窍、行气利水、兼泻肺热，方以麻附细辛汤合苍耳子散化裁。

【处方】生麻黄2g，细辛2g，制附子（先煎）9g，辛夷（包煎）9g，白芷9g，僵蚕9g，蝉蜕9g，葶苈子（包煎）9g，桑白皮15g，丹皮15g，生甘草6g，鸡内金12g。7剂，水煎服。

2012年7月12日二诊。药后喷嚏未再作。夜间仍有鼻塞，涕黏。舌脉基本同前。喷嚏未作，转以治标，方以苍耳子散化裁通窍泻浊，兼升清阳。

【处方】藿香9g，辛夷（包煎）9g，白芷9g，桔梗9g，僵蚕9g，蝉蜕9g，葶苈子（包煎）9g，炒莱菔子12g，桑白皮15g，蒲公英15g，蔓荆子9g。7剂，水煎服。

药后病愈。

咳嗽治案（一）

李某，女，30岁。2012年9月11日就诊。咳嗽3天，痰少，白痰，易咳出。少许头痛。无发热，无口干、口苦，无汗出。纳多，大便不畅。舌质淡红，舌苔薄白，脉细缓。辨证为风邪郁表，肺失宣降。治以疏风宣肺，行气止咳。方选三拗汤合升降散加减。

【处方】 生麻黄3g，炒杏仁12g，僵蚕12g，蝉蜕9g，桔梗12g，牛蒡子15g，薄荷（后下）9g，炒莱菔子15g，全瓜蒌15g，生甘草3g。3剂，水煎服。

药后病愈。

咳嗽治案（二）

赵某，女，65岁，2012年11月27日就诊。既往过敏性哮喘病史20余年，每年秋冬季节易发咳嗽、气喘。现咳嗽再发2周，气促，黄痰，痰多不易咳出，咽痒。纳眠可，二便调。舌质暗红，舌苔黄白腻，脉弦。素体阳虚，痰热阻肺。治以清肺化痰为先，注意顾护正气。方以定喘汤加减。

【**处方**】生麻黄3g，白果9g，姜半夏9g，桑白皮15g，炒苏子12g，黄芩12g，炒杏仁12g，炒莱菔子12g，僵蚕12g，蝉蜕9g，射干15g，生甘草6g，干姜3g，细辛3g，五味子9g。5剂，水煎服。

2012年12月4日二诊。咳嗽、咳痰减轻。口干、口苦、咽干、咽痛。舌质暗红，舌苔薄腻，脉细弦缓。辨证为少阳枢机不利，以小柴胡汤加减化裁。

【**处方**】柴胡9g，黄芩12g，僵蚕12g，蝉蜕9g，桔梗12g，射干15g，炒莱菔子15g，姜半夏9g，干姜3g，细辛3g，五味子9g，生甘草3g。5剂，水煎服。

药后症消。

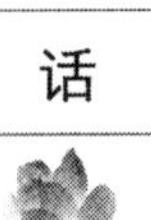

咳嗽治案（三）

秦某，男，65岁，2012年9月11日就诊。反复咳嗽2年余，痰多，咳稀质白痰，白天加重，夜间减轻，口淡不喜饮。纳眠可，二便调，精神欠佳。舌质暗红，舌苔薄白，脉弦滑无力。辨证为阳虚痰盛。脾为生痰之源，肺为贮痰之器。治宜温阳暖脾、健脾，行气宣肺化痰。方选苓甘五味姜辛夏杏汤加减。

【**处方**】茯苓15g，五味子9g，干姜4g，细辛3g，姜半夏9g，炒杏仁12g，全瓜蒌15g，桔梗12g，党参15g，陈皮12g，炙甘草3g。7剂，水煎服。

药后症消。

【**按**】以上三案均以“咳嗽”为主诉就诊，病案一为咳嗽初期，故以疏风解表，宣肺止咳为先。病案二、病案三均为咳嗽日久，有阳虚的根本。不同点在于病案二病变在肺，故始终以干姜、细辛、五味子温肺化饮；病案三病变在脾，以苓甘五味姜辛汤类方暖脾化饮，兼健脾行气化痰。从病位来看，咳嗽有治上、治中、治下之法，病案一、病案二为治上，病案三为治中兼治上。

眩晕治案（一）

金某，女，48岁，2012年8月7日就诊。阵发性头晕1年余，新发咳嗽3天。痰多，咽不利，汗出较多。饮食不慎易致腹泻，纳欠佳，口干不喜饮。舌质暗红，舌苔白腻，脉弦缓，沉取无力。病在夏月，以咳嗽、痰多为新发。辨证为湿温困肺，以开提上焦为先，兼运化脾土。方以三仁汤合二陈汤宣肺利湿、运脾化痰。

【处方】炒杏仁12g，白蔻仁（后下）6g，生苡仁15g，姜半夏9g，厚朴9g，通草3g，浙贝母12g，滑石（包煎）18g，陈皮12g，茯苓12g，射干12g，桔梗12g，葛根30g，升麻6g。7剂，水煎服。

2012年8月14日二诊。无咳嗽、咳痰，咽喉清利，头晕减轻，纳食好转。舌脉同前。予原方继服7剂。

2012年8月21日三诊。无头晕，纳食好转。自觉乏力，食后困倦喜睡。舌淡红，苔薄白，脉沉缓。食后喜睡为脾气虚、虚不纳谷；饮食不慎致腹泻为中焦有寒。舌苔不腻，舌淡脉细，转以治本。以四君子汤合理中汤调理善后。

【按】如果以“专科”的思维定式，头晕、咳痰、腹泻是毫不相关的疾病，分别隶属于神经科、呼吸科、消化科。然中医不可如此考虑。头晕、咳嗽、腹泻的根本原因在于脾虚湿盛：脾虚清阳不升，故头晕；湿盛上壅于肺，故咳嗽、痰多；湿盛下流于肠胃，故见泄泻。虽症见虚象，但舌苔白腻，邪实为主要矛盾。故先宜治标，后宜治本。治病当有先后次序。

眩晕治案（二）

张某，女，72岁。2012年8月7日就诊。头晕2年余。时有胸闷，眠差、夜梦多。上午易困乏、喜睡，平素纳欠佳，腹部不舒，大便不畅，2～3日1行。舌质暗红，舌苔薄白，脉滑，左脉细弦，右脉细缓。辨证为脾虚痰浊、胸阳不振，治宜益气健脾化痰，温振胸阳。方选四君子汤合桂枝瓜蒌薤白汤加减。

【处方】红参（另炖）12g，生白术15g，茯苓15g，鸡内金15g，桂枝6g，全瓜蒌24g，薤白12g，炒莱菔子12g，姜半夏9g，陈皮9g，炙甘草3g。7剂，水煎服。药后病愈。

【按】“宗气积于胸中，出于喉咙，以贯心脉，而行呼吸。”宗气为自然界清气与脾胃运化的水谷精微相合而成。脾虚则宗气生成乏源，宗气虚、宗气不布则不能灌心脉、行气血，心主神明，神明不明则头晕。治在补脾以资化源，振奋胸阳以助布散。

眩晕治案（三）

张某，女，41岁，2012年9月18日就诊。阵发性眩晕3月余，精神欠佳，身乏力，纳尚可，餐后欲便。口淡不喜饮水，眠尚可。舌质暗红，舌苔白，脉弦缓。辨证为脾虚清阳下陷。方以补中益气汤加减。

【处方】党参12g，生黄芪15g，炒白术12g，当归9g，陈皮9g，升麻3g，柴胡3g，天麻12g，夏枯草15g，鸡内金12g，炙甘草3g，生薏苡仁15g。5剂，水煎服。

2012年9月25日二诊。精神好转，头晕减轻。仍不喜饮水，大便偏稀，日3~4次。舌质暗红，舌苔润、中剥，脉细缓。

【处方】于上方中加量白术为15g，改生薏苡仁为炒薏苡仁30g。7剂，水煎服。

药后病愈。

【按】薏苡仁生用健脾利湿，炒用健脾止泻。以上三案均为眩晕：案一责之于湿温困肺，案二责之于胸阳不振，案三责之于脾阳不升。

偏头痛治案（一）

张某，女，25岁，2014年7月6日初诊。左侧头部，连及左目、左侧颈项部反复疼痛日久，仅一周又发作，呈憋胀、钝痛感，每次发作持续1～2h，可自行缓解，伴头皮发热、咽不利、胸闷等不适，纳欠佳，睡眠差，二便调。月经延后5天。舌质暗红，舌苔白腻，脉象弦缓。辨证为肝胆不利，治宜行气疏肝利胆。

【处方】柴胡9g，赤芍12g，枳壳9g，姜半夏9g，陈皮9g，茯苓12g，竹茹9g，生龙骨（先煎）30g，生牡蛎（先煎）30g，鸡内金15g，天麻12g，焦山楂12g，焦神曲12g，生甘草3g。7剂，水煎服。

2014年7月12日二诊。药后第三天经行，经量少，烦躁。左侧偏头痛减轻，现头部欠清利，头蒙如盖。睡眠好转，纳欠佳。舌脉基本同前。方以当归散加减。

【处方】当归12g，赤芍12g，丹皮15g，川芎9g，柴胡9g，蔓荆子9g，白蒺藜12g，天麻12g，鸡内金12g，焦神曲12g，僵蚕12g，蝉蜕6g，生甘草3g。7剂，水煎服。

药后病愈。

【按】偏头痛多与肝胆经有关，就本案而言，一诊以头痛为主症，考虑肝经郁热和胆经痰热，方选四逆散合温胆汤加减。二诊头痛减轻，转以调经，症见经量少、烦躁，考虑血虚夹热，方选当归散化裁。同时因胃纳欠佳、头蒙如盖，注意顾护脾胃，一在于降浊阴，一在于升清阳。

偏头痛治案（二）

姚某，男，62岁，2012年10月16日就诊。右侧头部跳痛2月余。口苦，目涩，余无不适。无畏寒汗出，无发热。纳眠可，二便调。舌质暗红，舌苔薄白，脉虚弦，左脉大于右脉。辨证为肝经风热，风痰瘀阻。治以疏肝清热，搜风化痰活血，兼柔肝止痛。

【处方】当归12g，生白芍12g，石决明（先煎）30g，白蒺藜15g，菊花9g，山栀子6g，川芎9g，僵蚕12g，全蝎6g，蜈蚣2条，鸡内金15g，生牡蛎（先煎）30g。4剂，水煎服。

药后痛止。

【按】由左脉大于右脉知肝经偏盛，兼有风热。久病入络，故需用虫类药搜风通络。老年人本肝阴不足，易动风、动血，故本方不可多服，中病即止。

食欲不振治案（一）

乔某，女，45岁，2012年7月3日初诊。食欲不振半月余，口干、口苦，无发热、无汗出。身困、乏力、目痒。无汗出，无发热。眠可，大便黏腻。舌质暗红，舌苔白腻，脉细缓。辨证为少阳不和、湿热困表，治以和解少阳、清热利湿，方选小柴胡汤合三仁汤化裁。

【处方】柴胡9g，黄芩12g，炒杏仁12g，白蔻仁（后下）6g，生薏苡仁15g，姜半夏9g，厚朴9g，通草3g，竹叶3g，滑石（包煎）18g，炒莱菔子12g，鸡内金15g。5剂，水煎服。

2012年7月10日二诊。身困、乏力、口苦无，纳食好转，喉中痰多，无咳，食冷腹胀，大便时肛门有下坠感，大便偏稀。仍有口干、目痒。舌质暗红，舌苔薄白腻，脉细弦缓。辨证为阳虚湿盛，湿重寒少，清气下陷。方以平胃散合二陈汤化裁。

【处方】苍术12g，厚朴9g，陈皮12g，茯苓15g，姜半夏9g，干姜3g，焦山楂12g，柴胡6g，升麻6g，生苡仁15g，猪苓15g，炙甘草3g。5剂，水煎服。

药后病愈。

【按】此案中，湿热困表是标，寒湿内盛是本。以三仁汤治困表之湿热，以小柴胡汤去参、草、术、枣和解少阳；以平胃散治素体寒湿，外加干姜温中，加柴胡、升麻升清阳。

食欲不振治案（二）

张某，女，2013年7月3日就诊。不食、不饥、不大便5日，心下满闷，身困乏力，午后低热。眠尚可，舌质红，舌苔白腻，脉濡。辨证为湿温困肺，治以开提上焦气分。方以三仁汤加减。

【处方】炒杏仁12g，白蔻仁（后下）6g，生苡仁15g，姜半夏9g，厚朴

9g，通草3g，竹叶6g，滑石（包煎）18g，瓜蒌皮12g。3剂，水煎服。

药后病愈。

【按】夏暑之月，温热上受，首先犯肺。在里之温热不解，肺气虚索，胃汁耗竭，故而不饥、不食、不便；肺主皮毛，湿温困肺，故见身困乏力，午后低热。病延多日，不宜骤进苦寒，故以开提上焦为先。

胃脘痛治案（一）

李某，男，38岁，2014年7月20日就诊。反复胃痛、胃胀1年余，行无痛胃肠镜检查，考虑为慢性萎缩性胃炎。刻诊：胃痛，多食胃胀，汗出多，口干、鼻干、大便干，纳欠佳，眠差、多梦。舌质暗红，舌苔薄白腻，脉细弦不宁。辨证为肝脾不和、心神不宁，治以疏肝健脾、宁心安神。方选疏肝和络饮加减。

【处方】柴胡12g，生龙骨（先煎）30g，生牡蛎（先煎）30g，香附9g，乌药9g，郁金9g，石菖蒲9g，合欢皮12g，夜交藤18g，焦山楂15g，焦神曲15g，鸡内金15g，生苡仁15g，桑白皮15g。7剂，水煎服。

2014年7月27日二诊。药后胃痛缓解，睡眠改善。口干、鼻干消失，大便偏稀，日1次。舌质暗红，舌苔白腻、中剥，脉细弦。

【处方】柴胡12g，生龙骨（先煎）30g，生牡蛎（先煎）30g，厚朴9g，苍术15g，香附9g，乌药9g，郁金9g，石菖蒲9g，焦山楂15g，焦神曲12g，鸡内金12g，生苡仁15g。5剂，水煎服。

药后病愈。

【按】疏肝和络饮是由陈苏生所创的一张处方，方由柴胡、牡蛎、香附、乌药、郁金、石菖蒲、合欢皮、夜交藤、苍术、厚朴十味药组成，有很好的疏肝理脾、宁心安神的作用。但方中药物组成偏于温燥，故在处方用药时，须根据病情变化及时调整方中药物的寒热比例。此案即于原方中去苍术、厚朴之燥，合保和丸运化脾土，针对大便偏干、纳食欠佳而设。

二诊口干、鼻干消失，大便偏稀加苍术、厚朴健脾燥湿。一般而言，用苍术易致大便偏干，用白术易致大便偏稀，但并不是绝对的。大剂量苍术作用于胃肠有泻下的作用，可致大便偏稀；小剂量白术健脾和胃，也可实大便。前者针对病邪，后者在于辅助正气，两者须区别对待。

胃脘痛治案（二）

赵某，女，65岁，2012年8月28日就诊。因贪食冷饮致胃胀胃痛2周，纳少，大便不成形。上身烦热汗出，口不干，喜饮，睡眠差。舌质暗红，舌苔黄白腻，脉细弦。辨证为寒湿中阻、蕴久化热、上下格拒。治以辛开苦降，交通上下，温中行气祛湿。方选半夏泻心汤化裁。

【处方】 姜半夏9g，干姜9g，黄芩9g，黄连3g，吴茱萸3g，枳壳9g，炒莱菔子15g，香附9g，陈皮12g，沉香（后下）6g，炙甘草3g。5剂，水煎服。

2012年9月1日二诊。 胃胀胃痛减轻，仍有烦热汗出，时有心下满闷，睡眠差。舌质暗红，舌苔白，脉细弦。阴阳不交者，痞也。辨证为阴阳不交，津液失调，三焦失畅。治宜交通阴阳，调理三焦。方选温胆汤合泻心汤加减。

【处方】 姜半夏9g，陈皮12g，茯苓15g，枳实9g，竹茹9g，生白术

15g，鸡内金15g，炒莱菔子12g，焦神曲12g，焦山楂15g，黄芩12g，黄连3g，干姜6g，炙甘草3g。3剂，水煎服。

药后病愈。

呕吐治案

刘某，女，60岁，2012年8月14日就诊。食管癌病史，去年8月行手术治疗。形体偏瘦，精神差，稍食硬物则呕吐不止，时有呃逆，吞咽困难。无口干口苦，无畏冷汗出，大便或干或稀，眠尚可。舌质暗红，舌苔白腻，脉象细弦无力。辨证为脾虚中满，浊阴不降，瘀血阻络。治宜健脾去积，和胃降逆，活血通络。

【处方】生白术30g，鸡内金15g，生山楂15g，莪术9g，丹参15g，桃仁12g，全瓜蒌15g，猪苓15g，枳壳9g，姜半夏9g，陈皮12g，茯苓12g，炙甘草3g。7剂，水煎服。

2012年8月21日二诊。纳食、精神好转，仅几日未见呕吐，大便数日未解。舌脉同前。上方改枳壳为枳实12克，改生山楂为焦山楂，加量桃仁为15克，加生姜三片。7剂，水煎服。

药后症消。

【按】本案辨证有两个关键。第一，久病入络，需破坚消积，方中丹参、莪术、桃仁、猪苓、瓜蒌、枳壳为治疗食管癌的经验方；第二，食入即吐，或因于胃寒，或因于中满。联系舌象，考虑为脾虚中满。虚不宜过早言补，故以枳术丸健脾、消食、强胃。

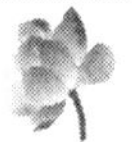

反酸治案（一）

王某，女，74岁，2012年9月11日就诊。反酸2月余。胃脘痞满，胃不胀、不痛，不饥，纳差，大便偏干。近1周以来口角流涎，目干，口干，咽干多饮，尿频，双下肢浮肿，头欠清利，胸部憋闷。舌质暗红，舌苔润滑，脉沉弦。辨证为阳虚饮停，胃失和降。治以温阳利水，和胃降逆。方选五苓散合左金丸化裁。

【处方】猪苓15g，茯苓15g，泽泻15g，生白术15g，桂枝6g，焦山楂15g，焦神曲15g，吴茱萸3g，黄连3g，陈皮12g，炙甘草3g。7剂，水煎服。

药后病愈。

【按】五苓散是一张很好的温阳化饮的处方，对于津液不行，水停湿聚，以“干燥”和“肿胀”为主要特征的疾病有很好的疗效。气、血、津、液为人体之根本，津液不行则为水停。水为阴邪，阴邪居于下而易袭阳位。故在下之尿频、肢肿，在上之头晕、胸闷，均可以此解释。

反酸治案（二）

暴某，女，74 岁，2013 年 3 月 26 日就诊。既往有胃溃疡病史 5 年余。打嗝、反酸、烧心 4 年余，偶有胃痛，活动后加剧。时有心慌，夜间口干，无口苦。纳少，二便调。舌质淡红，舌苔黄腻，脉弦大。辨证为中焦湿热，胃失和降。治以清热利湿，行气健脾，和胃降逆。方选半夏泻心汤合左金丸加减。

【处方】姜半夏 9g，干姜 9g，吴茱萸 3g，陈皮 12g，黄芩 12g，黄连 3g，乌贼骨（先煎）24g，枳实 9g，生白术 15g，香附 9g，炙甘草 3g。7 剂，水煎服。

药后病愈。

消渴治案

刘某，男，38 岁，2013 年 1 月 8 日初诊。患者体型偏胖，嗜食肥甘厚腻，好食烟酒。体检时发现血糖逐渐升高，未规律服用降糖药，现空腹血糖值大于9. 0mmol/L。餐后2h 血糖值大于13. 0mmol/L。刻诊：精神差，口干、目干，尿频，小便黄，有泡沫。纳可，眠差，易腹泻。舌质淡红，舌体瘦，苔白，脉细弦缓。辨证为脾之气阴两虚，三焦津液失和。治以益气健脾理阴，调和津液。

【处方】姜半夏9g，陈皮12g，茯苓15g，枳实9g，竹茹9g，黄连15g，黄芪30g，葛根30g，山萸肉15g，生山药15g。7剂，水煎服。

2013年1月15日二诊。精神好转，睡眠好转，血糖有所降低。口干、目干减轻。舌脉基本同前。

【处方】上方继服7剂。

2013年1月22日三诊。仍有腹泻，小便有泡沫，余症消失。今晨测空腹血糖8.2值mmol/L。早餐后2h血糖值12.1mmol/L。舌脉同前。

【处方】上方加量黄连、山药，加干姜、五味子。

姜半夏9g，陈皮12g，茯苓15g，枳实9g，竹茹9g，黄连21g，黄芪30g，葛根30g，山萸肉15g，生山药24g，干姜9g，五味子9g。14剂，水煎服。

2013年2月5日四诊。仍有腹泻。上方加量干姜至12g，加量山药至30g，减葛根为18g。14剂，水煎服。

2013年2月26日五诊。空腹血糖值为7.4mmol/L，早餐后2h血糖值为11.6mmol/L，午餐后2h血糖值为14.0mmol/L。余无不适。舌质淡，舌苔薄白腻，脉细弦。

【处方】生黄芪30g，葛根30g，苍术12g，厚朴9g，陈皮12g，黄连24g，山萸肉15g，焦山楂15g，生苡仁3g。7剂，水煎服。

2013年3月5日六诊。空腹血糖值6.0mmol/L，餐后2h血糖值10.2mmol/L，舌脉同前。上方加丹参15克，继服7剂。

2013年4月9日七诊。血糖控制基本稳定。舌淡红，苔白，脉缓。

【处方】生白术24g，鸡内金24g，焦山楂24g，姜半夏15g，陈皮12g，茯苓15g，山萸肉15g，黄连18g，生苡仁24g，丹参24g，葛根24g。7剂，水煎服，以资巩固。

【按】消渴病多责之于肺、脾、肾三脏。本案中，患者体型偏胖，嗜食肥甘厚腻，好食烟酒，湿热、痰热内阻，日久伤阴，症见口干、尿频，责之于脾阴不足。因尿中夹有泡沫，又兼肾精亏耗。但患者不仅有阴虚的表现，也有气虚、阳虚的表现。本案治疗分三个阶段：第一个阶段以津液不和与阴液不足为主；第二阶段以阴液不足与脾虚湿盛为主；第三个阶段以脾虚湿盛为主，这个阶段也是善后巩固阶段。在每个阶段中，都需要平衡理阴与温阳、理阴与燥湿之间的关系。前两个阶段以理阴为主，故在三诊、四诊中逐渐加量干姜的同时，山药的剂量也需加量。最后一个阶段以健脾燥湿为主。

对于阴不足者，有“补阴”与“理阴”两种不同的治法。“补阴”者，熟地、沙参、石斛、枸杞子之类；理阴者，山药、莲子、扁豆、五味子之类。对于脾虚困顿之人，过用滋补反致碍胃，过用甘温香燥反致阴竭更甚，须以芳香甘平之品理脾阴、生津液，以资化源。

肢体疼痛治案（一）

张某，女，65岁，2012年7月31日就诊。双手中指、无名指、小指指端憋胀、刺痛20余天。身乏力，下肢酸困，视物模糊，大便黏滞，3～4日1行。时有头晕，睡眠欠佳，无口干口苦，纳可。舌质暗红，舌苔白腻，脉弦，沉取无力。辨证为气虚血瘀、痰浊流窜、三焦失和，治以益气活血，化痰祛瘀，调理三焦。

【处方】 黄芪30g，丹参30g，柴胡9g，赤芍9g，生龙骨（先煎）30g，生牡蛎（先煎）30g，姜半夏9g，陈皮12g，茯苓15g，枳实9g，竹茹9g，猪苓15g，鸡内金15g。7剂，水煎服。

2012年8月7日二诊。 药后诸症减轻。予原方继服，病愈。

【按】痰为阴邪，随气升降，流窜各处。“百病多由痰生”“怪病多生于痰”。痰在上则见头晕、目涩、视物模糊；在下则见肢困、肢麻；在肺则咳嗽、咳痰；在胸则胸闷、疼痛；在腹胃肠则腹胀腹痛、大便不畅；在肾则尿浊、阴肿、疼痛结节；流注于四末则憋胀、疼痛。温胆汤既是一张祛痰方，也是一张调理三焦津液的方子。

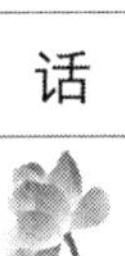

肢体疼痛治案（二）

王某，男，16岁，2012年7月31日就诊。右上臂连及右肩疼痛酸胀3月余，活动时加重，伴有胸部憋闷，无胸痛，无头晕头痛。纳眠可，二便调。舌质暗红，舌苔白，脉弦。辨证为瘀阻胸中，方选血府逐瘀汤加减。

【处方】柴胡9g，赤芍9g，当归10g，川芎9g，生地12g，桃仁12g，红花9g，枳壳9g，桔梗9g，川牛膝9g，姜黄12g，炙甘草3g。5剂，水煎服。

药后病愈。

【按】王清任创立五张逐瘀汤为活血祛瘀而设。五张逐瘀汤从解剖学上划分有各自的定位。病在头窍用通窍活血汤，病在胸中用血府逐瘀汤，病在膈下用膈下逐瘀汤，病在少腹用少腹逐瘀汤，病在全身用身痛逐瘀汤。

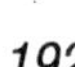

肢体乏力案（一）

郝某，女，60 岁，2012 年 10 月 23 日就诊。主诉：左下肢肢体乏力 3 年余。刻诊：左下肢憋胀、乏力，伴头昏、胸闷、腰痛。周身不适，有刺痛感。近 2 月鼻塞，反复清涕、黄涕交作。纳眠尚可，舌质暗红，舌苔腻，脉细弦缓。辨证为脾肾两虚，湿热中阻，三焦失和。治以清利湿热，通窍泻浊，调和三焦为先。方选三仁汤、柴胡桂枝汤、苍耳子散化裁。

【处方】柴胡 9g，桂枝 9g，赤芍 12g，黄芩 12g，藿香 12g，白蔻仁（后下）6g，生苡仁 18g，滑石（包煎）18g，通草 3g，桔梗 12g，蔓荆子 9g，辛夷（包煎）12g，僵蚕 12g。7 剂，水煎服。

2012 年 10 月 30 日二诊。周身舒适些，诸症减轻，未见鼻塞、流涕。仍有左下肢乏力，时有抽掣疼痛。睡眠欠佳，易醒。舌质淡红，舌苔白滑，脉细缓。辨证为脾肾阳虚，水湿泛滥，津液不和。治以温阳利水，调和津液。方选柴胡桂枝加龙骨牡蛎汤合五苓散加减。

【处方】柴胡 9g，黄芩 12g，桂枝 9g，赤芍 12g，猪苓 15g，茯苓 15g，泽泻 15g，生白术 15g，鸡内金 15g，生龙骨（先煎）30g，生牡蛎（先煎）30g，炙甘草 3g。7 剂，水煎服。

药后症消。

【按】患者症见繁多，补虚？泻实？治肝？治脾？治肾？治肺？似乎都不能从整体把握。老师由气血津液辨证入手，治以调和气血，流通津液，收效显著。一诊中的“周身不适、刺痛感”、二诊中的“左下肢抽掣疼痛”均为津液不和的表现，这是此案辨证的关键。

肢体乏力案（二）

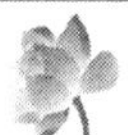

王某，女，73岁，2012年10月30日就诊。既往脑栓塞病史5年。双下肢乏力，可独立行走，稍行则累，气促喘息。近半月来常见失神发作，持续3~10s，醒后如常。有寒热感，汗出多。饮水则胃脘不适，甚则呕吐清水，尿频。纳眠尚可，大便调。舌质淡红，舌苔边薄、中后厚腻，脉沉细弦。辨证为阳虚饮停，治以温阳利水化饮。方选春泽汤加减。

【处方】 猪苓15g，茯苓15g，泽泻24g，桂枝6g，红参12g，生白术15g，鸡内金15g，全瓜蒌18g，薤白12g。7剂，水煎服。

2012年11月6日二诊。 药后精神好转，肢体乏力减轻，寒热、汗出无，余症基本同前。舌象同前，脉弦。处方：于上方中改瓜蒌为15g，加炙甘草3g。7剂，水煎服。

2012年11月13日三诊。 自服药开始未再有失神发作，精神进一步好转，肢体乏力明显减轻。饮水胃脘不适缓解，小便正常。舌质淡红，舌苔中薄白、边水滑，脉细弦。

【处方】 猪苓15g，茯苓12g，泽泻15g，桂枝6g，红参12g，生白术15g，鸡内金15g，全瓜蒌15g，薤白12g，炙甘草6g。7剂，水煎服。

药后症消。

【按】 五苓散加红参即为春泽汤。此案从“饮水多则胃脘不适、甚则呕吐”一症入手辨证为阳虚水停，用方始终以春泽汤加减温阳利水，加瓜蒌、薤白通阳，合枳术丸健脾、强胃。在水湿减轻之后逐渐减量行气利水之品，加炙甘草护中。此案没有完整记录，从患者疾病转归来看，当白腻苔、水滑苔等消失之后，仍需从补益脾肾阳虚方面论治。

从专科角度考虑，老年人双侧或偏身肢体乏力多从脾肾阳虚、肝肾阴虚、气虚血瘀等方面考虑，用方多选补阳还五汤加补益肝肾之品。上两案中，患者均以“肢体乏力”为主诉就诊。然从方中用药来看，除白术、红参之外再无补益之品。两案治疗的重点似乎都不在于治疗肢体乏力，但肢体乏力症状却随其余诸症的消失而减轻。可见中医的辨证需从整体考虑。

月经不调案（一）

韩某，女，39岁，2014年7月27日就诊。月经量少2~3年，经后期，经色暗，夹有血块，两日经尽，末次月经时间6月25日。面部起疹，皮肤肥厚，毛孔粗大。饮食、二便、睡眠尚可，形体偏胖。舌质淡，舌苔润，脉细弦缓。辨证为气血失和，水停、瘀阻，方选逍遥散加减行气活血利水。

【处方】柴胡12g，当归12g，赤芍12g，丹皮15g，川芎12g，益母草15g，生薏苡仁15g，焦山楂15g，焦神曲12g，炒莱菔子15g，全瓜蒌15g，白蒺藜12g，猪苓12g，茯苓12g，生甘草3g。7剂，水煎服。

药后经行，经量较前增多，经行7日止，皮疹消退。后长期调理。

【按】月经量少、皮肤粗糙、面部起疹是典型的气血不和之象。气不行则血停，血不利则为水，治在行气、活血、利水；女子以肝为先天，血瘀、水停日久化热，胃中灼热上蒸于面，治在疏肝、降胃。方选逍遥散加减化裁，以焦山楂、焦神曲、炒莱菔子、全瓜蒌之泻代替白术之补，一治在胃，一治在脾；以炒莱菔子、全瓜蒌治气；以生苡仁、猪苓、茯苓治水；以丹皮、益母草凉血活血利水。

月经不调案（二）

白某，女，30岁，2014年6月22日初诊。月经不调3年，2～3月1行，经量少，2日即止。10天前服西药后行经一次，妇科相关检查未见异常。畏寒，腹部易受凉，手脚冰冷，皮肤易过敏起疹。纳可，眠欠佳，二便调。舌暗红，苔白，脉细弦缓。辨证为经寒血滞，治宜温经活血。方选温经汤加减。

【处方】吴茱萸2g，桂枝6g，川芎9g，当归9g，赤芍12g，丹皮15g，干姜9g，姜半夏9g，麦冬15g，牛膝15g，太子参15g，生龙骨（先煎）30g，生牡蛎（先煎）30g，鸡内金15g，焦神曲12g，炙甘草3g。7剂，水煎服。

2014年7月13日二诊。7月8日经行，经量少，3日止。手脚冰冷缓解。舌质暗红，舌苔白，脉细弦。

【处方】柴胡9g，枳壳9g，赤芍9g，生白术12g，党参12g，鸡内金12g，焦神曲15g，焦山楂12g，茯苓12g，鹿角霜12g，杜仲15g，枸杞子15g，生甘草3g。7剂，水煎服。

2014年7月27日三诊。夜尿多，右手指偶有不自主颤动。舌质暗红，舌苔薄腻，脉细缓。

【处方】太子参12g，生白术12g，茯苓12g，姜半夏9g，陈皮12g，鸡内金15g，焦山楂15g，桑螵蛸15g，鹿角霜12g，巴戟天9g，柴胡9g，枳壳9g，竹叶6g，丹皮15g，生甘草3g。7剂，水煎服。

2014年8月17日四诊。8月10日行经，经量稍有增多，4日经尽。面色较前好转，余无明显不适。舌脉同前。

上方加量白术为15g，减鸡内金为12g、陈皮为9g、竹叶为3g，14剂，水煎服。

2014年9月14日就诊。药后经期已准，经量中等，余无明显不适。予上方去竹叶，加干姜6g，长期调理善后。

【按】经量少多考虑血虚、血寒。血虚寒凝多用温经汤温经散寒；血虚多责之于肝、脾、肾三脏。其中，肾为基础。一般而言，当肾气、肾阳充足时，血有所养，经量会增多。故方中始终注重补肾、温阳，同时注意疏肝、理中。另外，夏用竹叶、秋冬用干姜为四时用药法。

痛经治案

刘某，女，20岁，2012年10月9日就诊。经前腹痛，经量尚可，经色暗，夹有血块，现月经第二天。形体偏瘦，脱发明显，黑眼圈，健忘，手脚冰冷。纳眠尚可，常熬夜。大便2～3日1行，不干。舌质暗红，舌苔白腻，脉细弦缓。辨证为肝郁脾虚，血瘀夹痰。治宜疏肝健脾，活血化瘀，理气化痰。方以桂枝茯苓丸合枳术丸、四逆散化裁。

【处方】桂枝6g，茯苓15g，桃仁12g，赤芍15g，丹皮15g，柴胡9g，生白术15g，鸡内金15g，焦山楂15g，生苡仁15g，姜半夏9g，通草3g。水煎服，7剂。

2012年11月6日二诊。服药后脱发、健忘减轻，大便正常。正值经前，仍有腹痛。天冷易头痛、手足冷。舌质暗红，舌苔白，脉沉细滑。辨证为阳虚寒凝，方以当归四逆汤加减。

【处方】当归12g，桂枝9g，赤芍12g，细辛6g，通草3g，吴茱萸3g，生白术30g，生苡仁30g，鸡内金15g，焦山楂15g。7剂，水煎服。

药后病愈。

【按】痛经多责之于血寒、血瘀。年轻人脱发、健忘、眼圈黑不一定为病态，多与熬夜、睡眠不足有关，多属于郁证。一诊从血瘀考虑，手脚冰冷考虑为阳郁不布。桂枝、通草组合为通阳而设，也有考虑寒凝的因素，但以郁证为先。二诊时郁证减轻，从血寒考虑，手脚冰冷考虑为阳虚寒凝。两者都注重开运中焦，白术、鸡内金、焦山楂健脾、消食、强胃；血不利则为水，生苡仁利水以助行血。

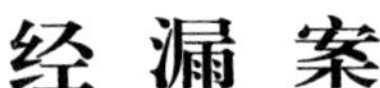

经漏案

赵某，女，20岁。2014年7月20日初诊。患者13岁初潮，既往月经周期规律，经量正常。近3月来经漏不止，持续20余天，经量少，现经行第12日未止。纳少，眠可，二便调。舌质暗红，舌苔白，脉细缓。辨证为血虚血瘀，日久化热。治宜养血祛瘀清热，方选生化汤加减。

【处方】当归12g，川芎9g，桃仁12g，炮姜6g，益母草12g，鸡内金15g，白茅根24g，阿胶12g，败酱草15g，炙甘草3g。7剂，水煎服。

2014年7月27日二诊。服药三天后经停。余基本同前。

生白术12g，鸡内金12g，焦山楂12g，杜仲15g，川断15g，西洋参15g，丹皮15g，白蒺藜12g，柴胡6g，赤芍6g，枳壳6g，生甘草3g。7剂，水煎服。

2014年8月31日三诊。8月20日经行，7日经止，精神、纳食好转。舌质淡红，舌苔白，脉细缓。处方：上方加白术至15g，减丹皮至9g，去白蒺藜。10 剂，以资巩固。

【按】经漏不止与产后恶露不尽均有血虚、血瘀的根本，故可相互对照来看。生化汤是治疗产后恶露不尽的常用方，此处用之也可见效。经漏不止，从西医角度讲日久必有炎症，中医即考虑为湿热，故于方中加入凉血清热解毒之品，此为治标。当恶露止后，转以治本，治在肝、脾、肾。补肾、健脾、疏肝同时，注意清血分余热。

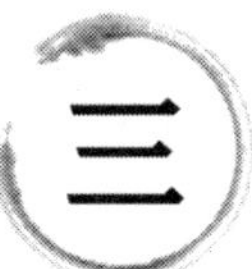

三 痤疮治案

CUOCHUANGZHIAN

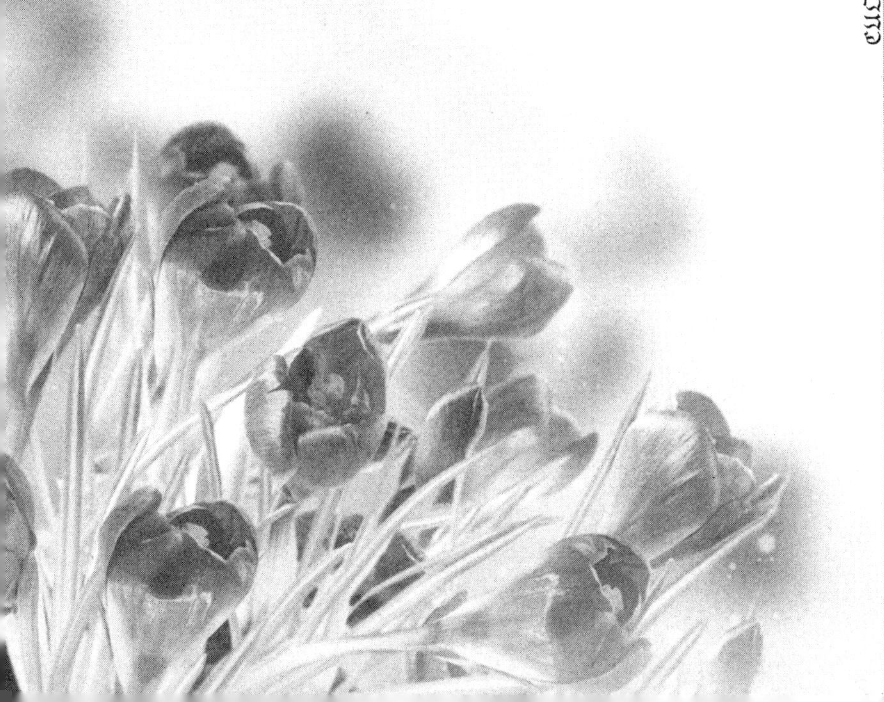

四逆散治案

花某，男，19岁，2016年12月1日初诊。面部反复起粉刺、丘疹、结节3年余。现面部可见密集型暗红的丘疹，局部灼热，无破溃，无流脓，瘙痒。口干，稍口苦，纳眠尚可，经常熬夜。舌质暗红，苔白，脉弦。

【分析】从口干、口苦、脉弦辨证为少阳枢机不利，从局部灼热、瘙痒辨证为肺热郁闭。故治以和解少阳，兼清肺热。方以四逆散加味。

【处方】柴胡12g，枳壳12g，赤芍10g，连翘10g，白芷12g，金银花10g，桔梗12g，黄芩10g，生甘草6g。14剂，水煎服。

2016年12月15日二诊。药后皮疹明显减轻，疹色变淡，部分结节开始塌陷。守方继服。

桂枝茯苓丸治案

李某，男，29岁，2016年12月12日就诊。面部痤疮2月余。现面部散在暗红色丘疹，部分脓疱、结节，皮疹干燥肥厚，脱屑，明显瘙痒，抓破后流脓。口干，夜眠差，二便尚可，无胃不适。舌质淡红，苔白，脉弦。

【分析】从皮肤干燥、肥厚、脱屑联想到"肌肤甲错"一语，辨证为瘀阻；破溃后流脓说明有湿热，口干、眠差、脉弦，少阳枢机不利。故治以活血化瘀，和解少阳，兼清湿热。方以桂枝茯苓丸合四逆散加味。

【处方】桂枝12g，茯苓20g，桃仁10g，赤芍20g，丹皮18g，柴胡18g，枳壳18g，甘草9g，生薏苡仁30g，皂角刺18g。9剂，水煎服。

2016年12月22日二诊。药后瘙痒消失，皮疹减轻，仍见部分皮肤干燥肥厚，原方继服。

当归芍药散案

莫某，女，19岁，2016年12月1日初诊。面部起疹两周。现患者面色偏暗，面部、颈部可见密集性小粉刺、红色丘疹，部分小脓疱、结节，颜色暗红，无瘙痒。平素怕冷，月经后期，经量少，四肢厥逆。舌质暗，苔润水滑，脉弦细。

【分析】皮疹新发，疹色鲜红，说明肺经有热；面色偏暗，舌苔水滑，脓疱色暗，说明素有停饮；月经后期、经量少说明血虚。故辨证为太阴血虚水盛夹有肺热，方以当归芍药散加味。

【处方】当归10g，川芎12g，赤芍10g，生白术10g，茯苓10g，泽泻10g，白芷12g，连翘10g，菊花18g。9剂，水煎服。药后皮疹减轻。

当归散案

胡某，女，22 岁，2016 年 11 月 11 日初诊。面部反复起疹多年。现面部可见红色丘疹粉刺，油腻，毛孔粗大，局部灼热。易烦躁，口干，手心汗多，大便不畅，月经前期，经量少。舌暗红，苔厚，脉细偏数。

【分析】脉细为血少，偏数为夹热。手心汗多、经前期、经量少是血少、血热的又一佐证；油腻、毛孔粗大、苔厚说明中焦积滞；此案与上案的主要区别在于，第一没有停饮，第二虚中夹热。故辨证为血热证。方以当归散合保和丸加减。

【处方】当归 10g，川芎 12g，赤芍 10g，白术 10g，黄芩 10g，葛根 30g，黄连 3g，六神曲 20g，麦芽 20g，连翘 10g，甘草 6g。7 剂，水煎服。

2016 年 11 月 17 日二诊。皮疹大部分消退，遗留有痘印，经常熬夜。考虑血热未清，加丹皮 12g。14 剂，水煎服。

2016 年 12 月 2 日三诊。皮疹大部分消失，有小部分遗留。余症基本消失。上方加白芷 12g 疏风解表。7 剂，水煎服。药后病愈。

葛根芩连汤案

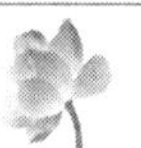

曾某，女，22 岁。2016 年 11 月 16 日就诊。面部散在丘疹、粉刺、脓疱多年，经前加重。现面部油腻明显，部分脓疱流脓，口干，无口苦。经常熬夜，纳眠可，二便调。舌质红，舌尖芒刺，苔薄黄，脉沉细。

【分析】 面部油腻、流脓、口干、舌尖芒刺为阳明热盛，方以葛根芩连汤加味。

【处方】 葛根 30g，黄连 6g，黄芩 10g，生甘草 6g，桔梗 18g，皂角刺 12g，白芷 12g。14 剂，水煎服。

2016 年 12 月 2 日复诊。皮疹减少，部分脓疱塌陷，面部仍觉油腻。舌质红，舌苔黄腻，脉弦滑。考虑为中焦积滞化热，因皂角刺治在上焦，故去皂角刺，加山楂 20g，麦芽 20g，六神曲 20g，丹皮 12g。14 剂，水煎服。

薏苡附子败酱散案

陈某，男，21 岁，2016 年 12 月 9 日初诊。面部多发毛囊性丘疹 2 年余，天冷时易发，长期服用消炎药治疗。现面部满布白头、黑头粉刺和结节，毛孔粗大，部分流脓。破溃愈合处留有疤痕，可见色素沉着斑。皮肤干燥，胃纳可，二便调，经常熬夜。舌质淡红，舌苔厚白，脉沉细弦。

【分析】皮疹日久，反复发作，天冷时为甚。患者虽表现出一派热象：形体壮实，破溃流脓，但患者长期服用消炎药，在里之阳气已经伤损；舌质淡，脉沉，说明“里有寒”。“色素沉着斑”是热毒久蕴，阳虚正不胜邪，不能鼓邪外出的表现。“素寒”“积热”并存，病属少阴、阳明并病，方以薏苡附子败酱散加味。

【处方】熟附子 6g，薏苡仁 40g，败酱草 15g，僵蚕 10g，浙贝母 20g，黄柏 12g。7 剂，水煎服。

2016 年 12 月 16 日二诊。皮疹消退，色素沉着减轻，未见流脓，局部皮肤灼热，皮损肥厚，干燥，口干。舌暗红，苔白，脉弦数。

【分析】口干、脉弦，色素沉着斑减轻，病由少阴出半表半里转属少阳；先有热毒久蕴，蕴久伤阴；又有排脓不畅。前方以托毒为先，此后逐渐转以排脓。方以四逆散加味。

【处方】柴胡 12g，枳壳 12g，赤芍 10g，甘草 6g，醋鳖甲 10g，牡蛎（先煎）30g，浙贝母 20g，黄柏 12g，蒲公英 60g。7 剂，水煎服。

2016 年 12 月 23 日三诊。进一步好些。上方去牡蛎、蒲公英，加海藻 10g。

麻杏苡甘汤案

郭某，女，28 岁。2016 年 12 月 9 日就诊。面部反复起疹多年。现面部多发暗红色丘疹、结节、囊肿，面色偏暗，皮疹肿胀，瘙痒明显，抓破流脓。纳眠尚可，大便黏腻。舌质暗红，舌苔白厚腻，脉细。

【分析】本案有三个特点，一，肺表郁闭，皮疹肿胀、瘙痒明显；二，夹有湿热，破溃流脓、舌苔厚腻；三，肠腑不利，大便黏滞。考虑肺与大肠相表里，此案重点治肺，故方选麻杏苡甘汤化裁。

【处方】荆芥10g，防风12g，炒杏仁10g，薏苡仁30g，白芷12g，桔梗12g，生百部10g，皂角刺12g，生甘草6g。7剂。水煎服。药后减轻。

半夏泻心汤案

陈某，女，30岁，2016年11月25日初诊。

面部反复起疹多年。现面部可见密集型丘疹、粉刺、小结节，面部油腻，口干口苦，胃胀，按之柔软，无胃痛，喜叹息。舌质暗红，舌苔薄黄腻，脉细滑。

【分析】本案上见口干口苦，下见胃胀、喜叹息，典型寒热错杂的表现；又见面部油腻、苔厚腻、脉弦滑，为中焦湿热。方以半夏泻心汤合枳术汤加减。

【处方】黄芩10g，黄连3g，党参10g，大枣10g，干姜6g，甘草6g，法半夏12g，桔梗12g，白芷12g，炒白术10g，枳壳12g。14剂，水煎服。

2016年12月15日二诊。药后皮疹明显消退，胃无不适，无口干口苦。大便不畅，舌苔黄腻。脉滑。

【处方】上方去白术，加量黄连6g。7剂，水煎服。

苓甘五味姜辛汤治案

陈某，女，21 岁，2016 年 11 月 16 日初诊。面部反复起疹八年。现面部可见密集型红色丘疹、闭合性粉刺，局部灼热，瘙痒明显。四肢厥逆。舌质暗红，舌苔白，脉弦细。

【分析】皮疹反复发作，脉细为血少，灼热为血热，方选当归散加味。

【处方】当归 10g，川芎 12g，赤芍 10g，黄芩 10g，白术 10g，菊花 30g，丹参 20g，牡丹皮 18g，浙贝母 10g。7 剂，水煎服。

2016 年 11 月 25 日二诊。药后无明显改善。面部灼热发烫明显，皮肤干燥、脱屑，明显瘙痒。口干多饮，舌体胖大，舌苔白厚，脉沉细。

【分析】“面部灼热发烫明显”，不排除长期使用激素的可能。分析患者见症，既有热邪上冲的表现，又见寒水内停之症，治宜温阳利水、清热解毒，方以苓甘五味姜辛夏杏汤加味。

【处方】茯苓 20g，醋五味子 12g，生姜 12g，细辛 6g，法半夏 12g，炒杏仁 10g，甘草 6g，浙贝母 10g，薏苡仁 30g。7 剂，水煎服。

2016 年 12 月 9 日三诊。药后面部灼热感明显减轻。考虑患病日久，瘀热难以速清。且患者平素体健，胃无不适，予合入泻心汤增加清阳明之力，并加量浙贝母软坚散结。

【处方】于上方中加黄芩 10g，黄连 6g，大黄 3g，加量浙贝母 20g。21 剂，水煎服。

【总结】从方证角度来看，四逆散治在少阳，症见口干、口苦、脉弦、四肢不温，常与当归芍药散、当归散、桂枝茯苓丸、葛根芩连汤等方配合使用；当归芍药散治在太阴，证属血虚兼饮停；当归散治在太阴，证属血虚夹热；桂枝茯苓丸治在瘀血，与当归芍药散的区别在于前者素体偏盛、偏热，后者素体偏虚、偏寒；葛根芩连汤、麻杏苡甘汤都治在太阳、阳明，两者区别，前者偏于治阳明，清热之力较重，后者偏于治太阳，开表之力偏重，且夹有水湿；半夏泻心汤治寒热错杂，或有明显痞证，或有中焦湿热；苓甘五味姜辛汤与薏苡附子败酱散均治在少阴，前者为寒水内停，后者为阳虚正不胜邪；前者兼见阳明灼热上冲的表现，后者见热毒内蕴，久而伤阴。

从皮肤病角度来看，皮肤肥厚、干燥脱屑者多属于风、属于瘀；毛孔粗大者属于热、属于中焦积滞；面部灼热者多属于阳明浊热上蒸；面色偏暗为素有停饮；疹色鲜红热在肺胃；疹色暗红多见阳虚；皮肤色素沉着为阳虚正不胜邪，需用附子；面部油腻、抓破流脓多为湿热。

【附】以上病案为笔者在研究生阶段于皮肤科实习期间，跟随欧阳卫权主任门诊时所整理。一些由于实习期结束的原因，没有完整的病案追踪。作此文只为整理一些关于痤疮的治疗思路。其中大部分观点均为参考欧阳主任《伤寒论六经辨证与方证新探——经方辨治皮肤病心法》一书。

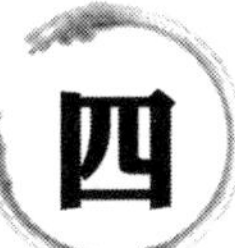

神经科治案

SHENGJINGKEZHIAN

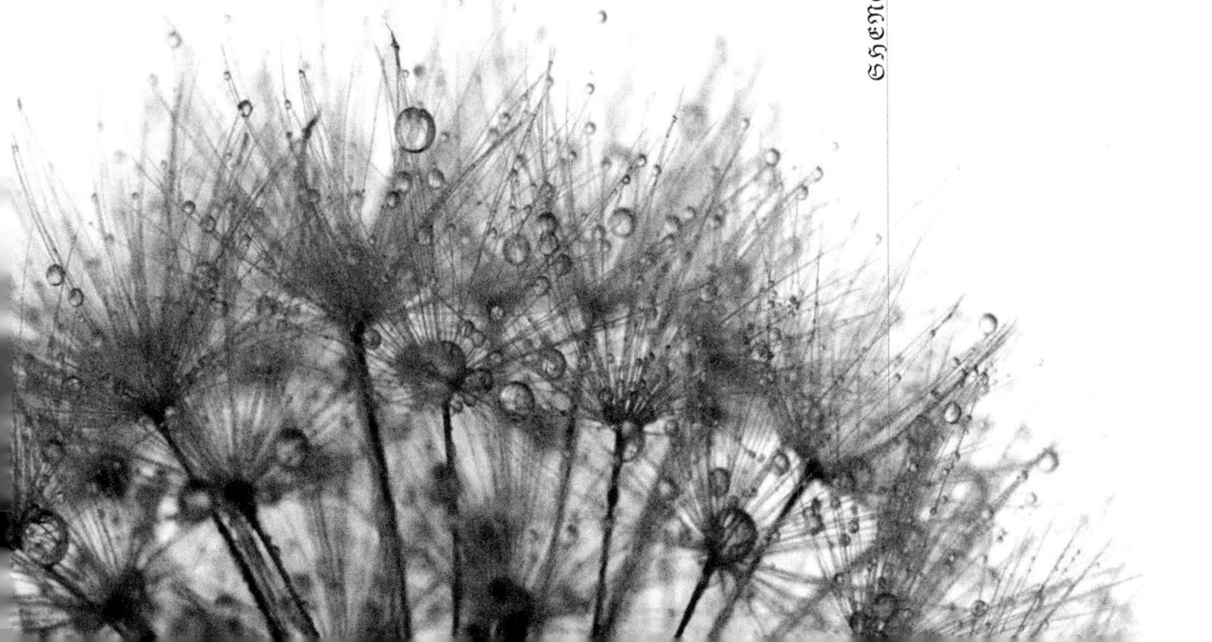

三叉神经痛案

张某，女，58岁，2015年12月3日就诊。患者于1年前无明显原因出现发作性口腔黏膜疼痛，曾多次于外院就诊，确诊为三叉神经痛，口服卡马西平后症状可改善。一周前疼痛再发，以左上磨牙、尖牙处疼痛为甚，呈阵发性发作，至夜加重；食热后加重，并波及对侧。汗出较多，无口干口苦，纳眠差，大便烂。舌质淡红，苔薄黄，脉细滑。辨证为阴虚火旺，方以增液汤加减滋阴降火、疏风清热止痛。

【处方】知母15g，麦冬15g，生石膏（先煎）20g，生地黄15g，盐牛膝15g，石斛15g，徐长卿15g，姜黄15g，北沙参20g，蒲公英15g，肿节风15g，赤芍15g。5剂，水煎服，日1剂。

2015年12月8日二诊。疼痛无明显改善，见症同前。夜尿频，脉细滑，沉取无力。思"陷则升之"之理，予补中益气汤加减治之。

【处方】黄芪15g，党参10g，白术10g，升麻6g，柴胡6g，当归10g，陈皮10g，芍药6g，防风6g，炙甘草6g，5剂，水煎服，日1剂。

2015年12月13日三诊。药后疼痛明显减轻，无汗出，大便好转。夜尿多，睡眠欠佳。舌质淡，苔白，脉沉。上方去芍药、防风，加益智仁15g，生龙骨（先煎）30g，生牡蛎（先煎）30g。5剂，水煎服，日1剂。

药后病愈。

【按】本案辨证有两个关键点：

第一、无口干、口苦。若热在肺胃当有口干欲饮；若为在肾之阴虚火旺当有口燥咽干；若是少阴寒证当有咽痛、饮热水痛减。

第二、汗出多，大便烂。导致出汗的原因很多，但联系“疼痛至夜尤甚”，很容易想到阳虚。脾阳虚？肾阳虚？需要鉴别。但是大便烂，这就很好解释了。“大便烂”和“大便稀”“大便水泻”不是一个概念，前者病在脾，后者病在肾。

另外，案中有两个点也很容易迷惑，一是舌苔薄黄、二是脉滑。因而第一张处方比较难把握。当然不排除舌、脉象误判的可能。

二诊脉象有所改变。脉沉取无力显然属于“虚”。转以补中益气汤治疗，取“陷者升之”之意。所谓“陷者升之”，不仅指治法，也体现一种病理状态。李东垣说“火与元气不两立，一胜则一负”，指出若中焦阳虚、阳陷则阴火独盛。此处阴火并非真的有火，而是郁而化火，故治在升散；脾虚最忌苦寒、滋腻之品，故治在甘温除热。

视神经脊髓炎治案

钟某，女，31 岁。2016 年 10 月 13 日就诊。患者于 2016 年 3 月在神经科住院期间被确诊为“视神经脊髓炎”，维持激素治疗，现使用 25g 强的松已 2 月。刻诊：视物模糊，上腹部束带感，腰背部疼痛，剑突以下躯干麻木，无汗出，双下肢乏力，可行走。纳眠欠佳，口干，口臭，少许咳嗽，夜尿多，大便干、难解。唇暗，舌暗红，苔微黄，脉细弱。辨证为肝脾两虚，肝虚风动夹痰，治宜健脾、柔肝、熄风化痰。

【处方】黄芪 45g，党参 20g，山萸肉 15g，姜黄 15g，茯苓 15g，白术 10g，肉苁蓉 15g，枸杞子 15g，黄精 15g，天麻 10g，胆南星 5g，炙甘草 10g。5 剂，水煎服，日 1 剂。

之后就诊多以此方加减，或加入补肾药，或加入舒经活络之品，或从气虚血瘀论治，不出肝、脾、肾三脏亏虚范围，疗效不显。

从西医角度讲，视神经脊髓炎是一种基因表达异常的疾病，是不可逆的。因脊髓是人体的调节中枢，支配多个组织器官的生命活动，故临床上脊髓病患者多症见复杂。通常表现为病损平面以下躯体感觉及运动障碍，自主神经功能紊乱（无汗或多汗），鞍区受损（二便失禁），血管功能障碍（体位性低血压），内脏平滑肌功能障碍（腹部束带感、腹胀、腹痛）等，若损伤平面较高，还会出现累及延髓、呼吸肌的相关表现。

视神经脊髓炎属于中医“痿证”范畴，临床上也多从气虚、血虚、阴虚等方面论治，或加以祛风化痰、活血化瘀等品。然处方大多杂乱，常无明显疗效。于是，我们不得不思考如下几个问题。

第一、中医治疗这种病是否有效？这是一个不容忽视的问题。中医自古就有不治之症，每一种医学都无法强大到可以解决所有的病患。

第二、这类疾病的患者是否以“虚损”为主？

第三、汗出。患者大多有汗出障碍，或齐颈而还，或至胸，或至腹。汗出不畅的原因是什么？

第四、患者见症繁多，虚实夹杂，标本不一。我们该治标还是治本，或标本兼治，或标本都不治？

第五、应该以哪一种辨证方法为入手点？脏腑辨证？肝、脾、肺、肾，似乎疗效平平；六经辨证？目前还不知道如何考虑；三焦辨证？似乎以损伤平面来分有一定的可行性；气血津液辨证？患者气血不和，津液失调值得思考。

神经胶质瘤治案

汪某，男，53岁，2016年9月22日就诊。患者2015年7月开始自觉吐字不清，于中山大学第一附属医院行颅脑MRI时确诊为“左侧额顶胶质瘤”，先后行手术切除、放疗治疗，症状有所改善。1月前无明显原因昏倒一次，当时意识不清，约20min后苏醒，醒后再次出现吐字不清，伴头晕、记忆力减退、右手不自主抽搐，肢体运动灵活，未见乏力、麻木等。现每天服用德巴金两粒半、开普兰两粒治疗，控制尚可。刻诊：吐字不清，右手不自主抽搐，头晕，纳可，睡眠差，二便调。舌暗，苔黄，脉弦。

【处方】 天麻15g，钩藤（后下）20g，猫爪草20g，肿节风15g，胆南星10g，白芍15g，天竺黄15g，牡丹皮15g，桃仁10g，姜黄15g，郁金15g，生甘草5g。7剂，水煎服。

2016年9月29日二诊。头晕减轻，夜间盗汗。昨日夜间因右上肢震颤出现一过性意识丧失，约10s后清醒，自服安定后震颤可缓解。反应迟钝加重。舌脉同前。

【处方】 上方去白芍、天竺黄、姜黄、郁金，加生地15g，虎杖15g，夜交藤30g，白花蛇舌草30g。14剂，水煎服。

2016年10月20日三诊。无明显头晕，盗汗减轻，右手抽搐发作频率减少，夜间易惊醒。右下肢少许麻木，纳可，二便调。舌暗，苔薄白，脉弦。

【处方】 羚羊角骨（先煎）20g，天麻15g，钩藤20g，猫爪草20g，虎杖20g，生地20g，知母15g，北沙参20g，白芍15g，麦冬15g，胆南星10g，莲子15g。14剂，水煎服。

2016年11月17日四诊。近一月右手抽搐无发作，睡眠好转，右下肢少许麻木。大便不成形。舌暗，苔薄黄，脉弦。

【处方】羚羊角骨（先煎）20g，天麻15g，钩藤20g，猫爪草20g，姜黄15g，丹参15g，北沙参20g，知母15g，白芍15g，乌梅15g，胆南星10g，夜交藤30g。14剂，水煎服。

2016年12月1日五诊。精神好转，睡眠好，无头痛头晕，近半月未见右手抽搐，右下肢麻木缓解。言语流畅，吐字欠清。自述夜间胸口灼热感，少许口干，无口苦，记忆力仍差，大便不成形。舌暗红，苔薄黄，脉弦细。

【处方】羚羊角骨（先煎）20g，天麻15g，钩藤20g，猫爪草20g，姜黄15g，丹参15g，北沙参20g，胆南星10g，有瓜石斛15g，浙贝母15g，海螵蛸（先煎）20g，郁金15g。14剂，水煎服。

后未见再诊。

【分析】“诸风掉眩，皆属于肝”，此案始终从肝风论治，间或加以行气活血、清热解毒、清心养阴、润燥收敛之品。

帕金森病治案

朱某，女，60岁，2015年11月3日就诊。患者于2015年8月在神经科住院期间确诊为“帕金森病”。现肢体僵硬，活动不灵活，时有不自主颤动，走路摇晃明显，“开关”症状明显。头晕，腰部酸痛，双下肢喜暖畏寒，记忆力减退。口不渴，无口苦，无汗出，时有胃不适。纳眠尚可，夜尿频，大便调。舌质暗红，舌苔白腻，脉弦。辨证为肝脾肾虚，经络不利。治以补益肝肾、健脾益气、舒经活络为主。

【处方】黄芪45g，党参20g，当归15g，熟地20g，白芍20g，巴戟天15g，肉苁蓉15g，川加皮10g，鸡血藤20g，五指毛桃30g，宽筋藤20g，炙甘草10g。共7剂，水煎服，日1剂。

2015年11月17日二诊。肢体僵硬好转，不自主震颤频率减少，余症基本同前。舌质暗红，舌苔白腻，脉弦。

【处方】上方去鸡血藤、五指毛桃、炙甘草，加蒺藜15g，紫菀10g，羌活15g。14剂，水煎服，日1剂。

2015年12月3日三诊。震颤进一步减轻，头晕消失。仍见腰酸困，下肢畏寒。舌脉同前。于上方中加熟附子（先煎）9g，干姜9g，炙甘草6g。7剂，水煎服，日1剂。

2015年12月15日四诊。诸症好转。予守第一方继服。

【分析】“诸风掉眩，皆属于肝”，震颤兼有头晕，为风之象。肝象风，肝阴虚则风动，故筋脉不任其濡养；脾主四肢，四肢为诸阳根本，肝气鼓之则动，“风淫末疾”是也；肝肾同源，肾阴亏虚，故不能制肝。此症于中年之后可见，老年人犹为难治。本案始终以滋肾、柔肝、健脾为先，合“虚者补之”“损者益之”之意。

特发性震颤治案

邓某，男，65岁。2016年6月29日就诊。主诉：头部不自主摇动1年余。患者体型偏胖，面色偏暗，头部沿水平方向不自主摇动，幅度较小，静止状态下明显。四肢、躯干活动自如，未见震颤。面部表情正常，记忆力减退，无口干口苦，纳尚可，眠差，二便调。舌质淡，舌苔白腻，脉沉。否认高血压、冠心病、糖尿病、脑卒中等相关病史，既往饮酒30余年，现已戒酒。

辨证为痰浊上扰，清窍不利。方以半夏白术天麻汤化裁。

【处方】法半夏15g，天麻10g，钩藤15g，白术15g，橘红10g，茯苓10g，枳壳10g，胆南星10g，远志15g，炙甘草6g，生姜6g。14剂，水煎服，日1剂。

2016年7月13日二诊。服药后头部不自主摇动减轻，睡眠稍有改善。苔腻减轻，脉象沉细。守方继服7剂。

2016年7月30日三诊。头摇晃进一步减轻，偶有头晕。肢体乏力，时出冷汗，夜尿频，大便偏硬。舌淡红，苔薄，脉沉细。

【处方】黄芪45g，党参20g，天麻15g，钩藤20g，鹿角霜15g，巴戟天15g，川芎20g，熟地20g，肉苁蓉20g，远志10g，当归15g。14剂，水煎服，日1剂。

2016年8月13日四诊。头晕消失，余症进一步减轻，舌脉同前。守上方继服。

【按】本案的关键在于“舌脉”。饮酒30余年可知素体湿盛，脉沉、苔白腻可知湿痰为患，但虑及老人肝肾不足的根本，不排除虚风内动的可能。故首诊以化痰、祛湿兼熄风为先。或者说，只要舌苔不退、形体不衰，均须以治标为先。

面肌痉挛治案

胡某，女，36 岁，2015 年 6 月 10 日就诊。主诉：反复面部跳痛 3 年余，近一月来症状加重，左侧面部麻木，无口角㖞斜、无感觉减退、无头晕头痛。右耳听力下降，稍有耳鸣。无口干、口苦，纳眠可，二便调。舌质淡红，舌苔薄白黄，右脉沉细弱，左脉弦略滑数。

【处方】黄芪 45g，党参 20g，天麻 15g，钩藤 15g，白芍 15g，丹皮 15g，蒺藜 15g，云苓 15g，益母草 15g，羌活 15g，葛根 20g，生甘草 5g。7 剂，水煎服。

2015 年 6 月 17 日二诊。药后耳鸣减轻，面部跳痛感无改善，情绪波动时跳痛明显。自觉乏力，余症同前。舌脉同前。

【处方】黄芪 45g，党参 20g，天麻 15g，钩藤 15g，白芍 15g，蒺藜 15g，云苓 15g，生甘草 5g，川芎 15g，制何首乌 15g，白术 15g，菟丝子 15g。7 剂，水煎服。

2015 年 6 月 24 日三诊。无改善。

【处方】黄芪 45g，党参 20g，天麻 15g，钩藤 15g，山萸肉 15g，石菖蒲 15g，制远志 15g，杜仲 15g，云苓 15g，益智仁 15g，夜交藤 30g，女贞子 15g。7 剂，水煎服。后未见来诊。

【按】这是一个失败的案例，屡治不效，之后也没有病例追踪。学习医案，我们不仅需要从成功案例中获得经验，也需要从失败案例中总结教训。就此案而言，患者症见左侧面部跳痛、麻木，右侧听力下降，分析前后三次处方，均以补益为主。第一张处方以健脾、柔肝、升阳为主，加益母草凉血；第二张处方以健脾、柔肝、补肾为主，加川芎活血；第三张处方以健脾、补肾为主，加天麻、钩藤、石菖蒲、远志祛风化痰。

本案脉象记录最为详细：右脉沉细弱，左脉弦略滑数。但是舌苔薄黄。用方无效。现在我们作为后事者来分析此案：脉象左脉实、右脉虚，是两者相对的，还是与常人之脉相比绝对的偏实、偏虚？舌苔薄黄说明有热，如果联系舌苔当以左脉为主，那么右脉的“虚”就是相对左脉而言，并不属于病态。左脉弦而滑数，三种解释，痰热、血热、血瘀。但又见耳鸣、尿频，为肾经所主，表面上看是肾脉空虚。但“虚”不一定要补，还有郁闭的可能，还有虚不受补的情况。由此分析，此案或应以凉血活血为主，兼化痰升阳，可能有效。

本病为神经科常见疾病。神经科的病例多以风、痰、瘀、虚多见，治疗上常以补肝肾、益气健脾、搜风化痰为先，这是一种思维定式。不可否认这一思路的可行性，但每见病人均以此为着手点似乎也不可取。

躯体化障碍治案

陈某，女，42岁，2015年3月28日就诊。主诉：四肢酸软胀痛1年余。患者于1年前无明显原因出现四肢酸困、乏力，后逐渐出现肢体疼痛，由肢体近端向远端发展。上肢疼痛牵涉至牙根、后背及胁肋部痛，下肢疼痛至行走困难。伴手足心热，易烦躁，焦虑紧张，饥而不欲食，夜眠差。偶有头晕胀闷，二便调。舌质暗红，苔黄腻，脉弦细。体型偏胖。辅助检查：空腹血糖、糖化血红蛋白、心酶4项、风湿三项、自身免疫性肝炎12项、免疫6项、25－羟基维生素D等未见异常；感觉阈检查、肌电图检查未见异常。

【处方】苍术10g，生薏苡仁30g，黄柏10g，牛膝15g，徐长卿15g，肿节风15g，合欢花10g，乌梅15g，白芍20g，牡丹皮15g，柴胡10g，郁金15g。5剂，水煎服。

药后症状好转，后带药出院。

【按】“厥阴之为病，气上撞心，心中疼热，饥而不欲食。”足厥阴肝经走行，夹胃两旁，属于肝脏，联络胆腑，向上通过横膈，分布于胁肋部。其支者，从目系走向面颊的深层，下行环绕口唇之内。故症见牙痛、烦躁、手足心热、胁肋疼痛、饥不欲食等，皆属于肝。方中用乌梅、白芍以柔肝，用柴胡、郁金、合欢花以疏肝。这是辨证的一个方面。从另外一个方面来讲，患者体型肥胖，素体湿盛；舌苔黄腻、下肢疼痛、行走困难，考虑为湿热下注，方以四妙散清热利湿，加徐长卿、肿节风是兼顾上肢疼痛，祛风通络、活血止痛。

【注】以上七案为笔者在广东省中医院神经科实习期间所见疑难案例，处方均由刘茂才教授所开。对于神经科的疾病，以老年患者居多，症状表现多为头痛、头晕、肢体麻木乏力、肢体不自主震颤、肢体疼痛、口眼㖞斜、言语不清、记忆力减退等，不出风、痰、瘀、虚等范畴，故治疗上也多从肝、肾、脾三脏论治。总结刘老的用药经验，有以下几个特点：第一，多用平肝熄风之品；第二，多兼凉血散瘀为治；第三，多心、肝并治，清心火、养心阴以安心神，疏肝、柔肝以安魂魄；第四，多肝肾并补；第五，多顾护脾胃。

代跋

柔弱胜刚强

老子说：天下莫柔弱于水，而攻坚强者莫之能胜。

胜为医者，当于刚、柔之中悟道。

何谓刚，仲景外感之霹雳手段；何谓柔，东垣内伤之菩萨心肠。

有人说：不用霹雳手段便显不出菩萨心肠。

是也！非也！

老子说：人之生也柔弱，其死也坚强。

生死之间，尚有医道通天。

天地之间，复有阴阳。

阴阳之兆，可征道路、左右、水火。

黄帝说：阴阳者，血气之男女也；左右者，阴阳之道路也；水火者，阴阳之征兆也。

理也！法也！

老子说：上善若水。水善利万物而不争，处众人之所恶，故几于道。

道之若水，散碎如沙。其势低，其韵高。

昔人抽刀断水，定想不到水滴之处，亦有石穿。

有人说：无为而无不为。

得也！失也！

老子说：柔弱胜刚强。

老师说：柔弱胜刚强。

师妹的文字，如水。柔弱中透着刚强，婉约中可见豪情。

师妹的心思，如水。无声处似有惊雷，平淡中体悟神奇。

我与师妹相识数年，仍很难将这些细腻中带着铿锵的文字与一位柔弱女子联系在一起。

以柔弱之心读书，方得作者情怀；以柔弱之心思考，方见天地宽阔；以柔弱之心行上善，方显医者仁心。

惭也！愧也！

水善利万物而不争，心笔书岐黄亦淡然。

道也！

冯文全

2017 年 3 月于太原

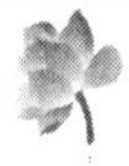